내 몸 리셋

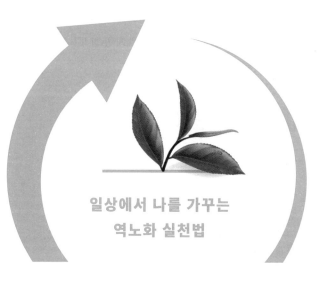

일상에서 나를 가꾸는
역노화 실천법

내 몸 *Reverse Ageing* 리셋

이경실 지음

BM 성안북스

리버스 에이징의 열쇠는
우리 자신에게 있습니다

점점 빠르게 변화하는 세상에서 스트레스, 피로, 노화는 많은 사람들을 괴롭히는 너무도 익숙한 3인방이 되었습니다. 성공과 행복을 향한 끝없는 추구가 종종 우리를 지치고, 피곤하고, 불안하게 합니다. 또 나이보다 더 늙게 만들기도 하죠. 하지만 좋은 소식은 우리에게 여전히 나 자신을 가꾸려는 작은 노력으로 건강뿐 아니라 우리의 삶까지 다시 통제할 수 있는 힘이 있다는 것입니다.

저는 서울대학교 식품영양학과에서 석사를 마치고, 서울대학교 의과대학에 진학하여 가정의학 전문의와 의학박사를 따면서 알게 된 지식들이 있습니다. 그리고 서울대학교병원에서 중증질환의 환자를 보면서 어떤 지식이 진실로 여러분에게 도움이 되는지 보았습니다.

사실 대부분의 전문분과 의사들은 사람이 아픈 이유를 아주 심도 있게 배웁니다. 하지만 여러분이 그 질병 기전을 일일이 다 알 필요는 없습니다. 아픈 이유가 곧 치유로 연결되는 것은 아니기 때문입니다. 여러분들에게 더 중요한 것은 건강해지는 법과 설령 병이 있더라도 그 병으로 불편하지 않은 방법을 아는 것입니다.

실제 질병이 있든 없든 자신의 삶에 만족하고 에너지 넘치게 지내는 분들의 공통점은 균형과 절제입니다. 물론 부유하다면 좀 더 쉽게 관리를 할 수 있습니다만, 그게 첫 번째는 확실히 아닙니다. 자신의 현재 상황에서 평가하고, 나에게 맞게 계획하고 적용하면서 나 자신을 살피는 과정이야말로 스트레스와 피로를 줄이는 첫걸음입니다. 이를 통해 우리는 덜 피로하고 덜 늙을 수 있으며, 심지어 더 젊어질 수 있습니다. 바로 역노화(리버스 에이징)가 되는 길입니다.

이 책은 리버스 에이징을 위해 스트레스, 피로, 노화의 악순환에서 벗어날 수 있는 내용들을 종합적으로 담고자 하였습니다. 현대 사회의 조용한 팬데믹인 스트레스와 만성피로가 우리의 신체적, 정신적, 정서적, 영적 웰빙에 미치는 영향을 이해하고, 악영향을 줄이기 위한 실용적인 전략을 담았습니다.

스트레스 반응의 과학적 근거, 디지털 기기가 건강에 미치는 영향, 적절한 영양 섭취의 중요성, 운동, 수면, 마음챙김의 이점에 대한 정보를 제공하고자 하였습니다. 또한 시간 관리, 감정적 식습관 극복, 삶의 균형을 찾는 데 도움이 되는 유용한 팁과 기술을 담았습니다.

리버스 에이징이 꼭 줄기세포나 고가의 의술이 있어야 가능한 것은 아닙니다. 집이나 정원을 가꿔나가듯, 나 자신을 가꾸면서 그 안에서 나만의 장점을 재발견하는 여정을 떠나보세요.

역노화, 가능한 이야기

오늘날의 급변하는 사회에서, 피로와 노화는 우리 삶의 핵심적인 도전으로 떠오르고 있다. 이 책은 그러한 도전에 맞서 싸우기 위한 실질적이고 과학적인 접근을 제시한다.

PART 1 에서는 우리를 노화로 이끄는 외부 스트레스와 내면의 스트레스, 그리고 잘못된 생활습관에 대해 탐구한다. 현대 사회의 다양한 스트레스 요인들과 그것들이 어떻게 우리의 삶을 지치게 하는지에 대한 깊이 있는 분석을 통해, 독자들은 이 문제들에 대한 깊은 이해를 얻게 될 것이다.

PART 2 는 피로와 노화를 멈추게 하는 요소들, 즉 숙면, 시간 관리, 근막과 호흡을 포함한 자세 교정, 마음챙김 등에 초점을 맞춘다. 이러한 요소들을 일상에 어떻게 통합하고 실천할 수 있는지에 대한 구체적인 조언과 전략을 제공함으로써, 독자들은 자신만의 건강한 라이프스타일을 구축하고, 더 활력 있는 삶을 누릴 수 있게 될 것이다.

PART 3 에서는 역노화를 실현하기 위한 방법을 구체적으로 다룬다. 여기에는 체력 증진을 위한 운동과 항노화 식품에 대한 심도 있는 분석이 포함되어 있다. 이를 통해, 독지들은 노회와의 싸움에서 승리할 수 있는 강력한 무기를 얻게 되며, 자신의 몸과 마음을 건강하게 유지하며 노화를 지연시킬 수 있는 방법을 배우게 될 것이다.

마지막으로, PART 4 는 이 모든 것의 균형과 지속 가능성에 중점을 둔다. 이 장은 역노화의 여정이 단기적인 목표가 아니라, 평생 지속되는 과정임을 강조한다. 여기서는 자기 개선의 중요성과 그것을 어떻게 일상에 통합할 수 있는지에 대해 탐구한다. 균형 잡힌 삶, 자기 계발의 중요성, 그리고 변화를 수용하고 진전을 축하하는 방법들을 소개한다. 독자들은 이를 통해 자신만의 속도로 조금씩 발전하며, 건강하고 활력 넘치는 삶을 유지하는 방법을 배우게 된다.

이 책은 단순히 노화를 늦추는 방법을 넘어서, 더 건강하고 만족스러운 삶을 살아가는 데 필요한 실질적인 지침을 제공한다. 독자들은 이를 통해 자신의 삶을 통제하고, 더욱 의미 있고 충만한 삶을 살아갈 수 있는 통찰력을 얻게 될 것이다. 이 책은 단순한 건강 가이드가 아니라, 삶의 질을 향상시키고, 오래 지속되는 웰빙을 추구하는 모든 이들에게 나침반이 될 것이다.

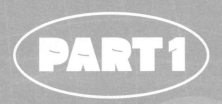

PART 1

피조와
노화의 가속화

1장

피로사회가 주는
외적 스트레스

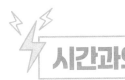
○●○ 네*버 스토어로 성공한 박지은 씨

서울의 번화가 한복판, 작은 원룸의 코너에 자리 잡은 컴퓨터 앞에서 한 여성이 밤늦게까지 눈을 떼지 못하고 있다. 박지은, 30대 초반의 온라인 의류 스토어 사장이다. 코로나 팬데믹으로 인해 많은 사람들이 집에서 쇼핑을 하는 현재, 그녀의 사업은 급성장하고 있었다. 이는 박지은 씨에게 한편으로는 큰 기회였지만, 다른 한편으로는 끝없는 업무와 스트레스의 원인이기도 했다.

화면 속에는 새로운 주문들이 끊임없이 들어오고, 고객 문의에 대한 답변도 산더미처럼 쌓여 있다. 박지은 씨는 숨 돌릴 틈도 없이 주문을 확인하고, 고객 문의에 답변하며, 배송 준비를 해야 했다. 그녀의 하루는 새벽에 시작해 새벽에 끝나는 일상이 되어버렸다.

상품을 확인하고 재고를 정리하는 일도 그녀의 몫이었다. 택배 상자들 사이에서, 박지은 씨는 잠시 숨을 고른다. 그녀의 눈가에는 미세한 주름이 자리 잡고 있었다.

"이렇게 계속해도 괜찮을까?" 그녀는 자신에게 물었다. 지난 몇 달 동안, 박지은 씨는 자신의 건강을 완전히 뒷전으로 밀어두고 일에만 몰두했다. 잠은 충분히 자지 못했고, 끼니도 제때 챙겨 먹지 못했다. 그녀의 피부는 칙칙해졌고, 눈 밑의 다크서클은 더욱 짙어져 있었다.

○●○ 회사의 타임라인에 맞추는 김현수 씨

　서울의 한 번듯한 고층 빌딩, 그곳의 새벽은 어느새 밤을 잊고 빛나는 불빛들로 가득 차 있었다. 이른 아침부터 김현수 씨의 하루가 시작된다. 그는 서울의 대기업에서 근무하는 30대 후반의 직장인이다. 이제 곧 부장 인사가 있는데 주류가 되기 위해 애쓴 30대 초반을 회상하며 좀 더 힘을 내고 있지만 지쳐가는 기분이다.

　"오늘도 늦겠네…." 김현수 씨는 커피 한 잔을 들고 창밖을 바라본다. 그의 책상에는 미처 처리하지 못한 보고서와 이메일이 산더미처럼 쌓여 있다. 그는 하루에도 몇 번씩 마감 시간과의 싸움을 벌인다. 회의, 보고, 프로젝트 관리 등으로 그의 일정은 항상 꽉 차 있고, 여유는 조금도 없다.

　때때로 그는 자신이 회사의 기계처럼 느껴진다. 주어진 시간 안에 최대한의 성과를 내야 하는 압박감에 시달리며, 자신의 건강과 가족은 늘 뒷전이다. 잠은 항상 부족하고, 휴일도 마음 편히 쉬지 못한다. 김현수 씨의 얼굴에는 피곤이 늘 가득하다.

　집으로 돌아오는 길, 김현수 씨는 자신의 삶을 돌아본다. 성공적인 커리어, 안정된 수입, 하지만 무엇을 위한 것인지, 이 모든 것이 자신의 행복을 위한 것인지 의문이 든다.

　그는 거울 속 자신의 모습을 보며 놀란다. 눈 밑의 다크서클, 깊어진 주름, 피곤에 지친 눈빛까지 시간에 쫓기는 삶의 무게를 고스란히 드러내고 있었다.

○●○ 시간 스트레스에 시달리는 우리

　박지은 씨와 김현수 씨는 성취욕이 충만한 똑똑하고 성실한 젊은이들이다. 한국의 성과주의와 치열한 경쟁에서 쾌 선두를 달리는 전형적인 모습이랄까. 이들이 느끼는 스트레스를 시간 스트레스라 한다. 시간 스트레스는 한국 사회에서 특히 두드러지게 나타나는 현상이다. 직장인들이 겪는 '일정 맞추기', '끊임없는 업무', '단시간 내 성과 도출'과 같은 압박이 흔한 예시들이다.

　이러한 스트레스는 물리적, 정신적 건강에 부정적인 영향을 끼친다. 특히, 현대 사회에서 이러한 시간 스트레스는 피로와 노화를 촉진하는 주요 요인으로 작용한다. 시간 스트레스는 지속적으로 높은 수준의 코르티솔, 스트레스 호르몬의 분비를 유발한다. 이는 신체의 면역 체계를 약화시키고, 염증 반응을 증가시키는 등 건강에 부정적인 영향을 미친다. 실제로, 장기간의 스트레스는 심혈관 질환의 위험을 높이고, 기억력 감소, 집중력 저하와 같은 인지 기능의 저하를 일으킬 수 있다. 또한, 피부 노화와 같은 외형적인 변화도 야기한다.

　한국 사회의 경우, '빨리빨리' 문화가 뿌리 깊게 자리 잡고 있어 시간 스트레스가 더욱 크게 작용한다. 많은 한국 직장인들이 업무를 빠르게 처리하는 것을 미덕으로 여기며, 이로 인해 과도한 업무량과 빠른 속도에 적응해야 하는 압박을 받는다. 이는 개인의 휴식 시간을 충분히 확보하지 못하게 하며, 궁극적으로는 정신적, 육체적 건강을 해치는 결과를 낳는다.

불확실성의 두 얼굴 | 기대와 걱정

○●○ 주식과 코인에 올인한 최준영 씨

서울의 작은 단칸방에서, 밤이 깊어져 가는 가운데 컴퓨터 화면 앞에 앉아 있는 한 남자가 있다. 그의 이름은 최준영. 코인이 3000% 상승해 자산가가 되었다는 한 유튜버의 이야기를 듣고 주식과 코인 시장에 올인하기로 결심했다.

밤마다 그의 눈은 주식 차트와 코인 시세에 고정되어 있다. 화면 속 숫자들이 오르내리는 것을 보며, 최준영 씨는 자신이 어느 날 갑자기 큰돈을 벌어 모든 것을 바꿀 수 있을 것이라는 상상에 젖는다. 그의 상상 속에서 이미 그는 고급 자동차를 타고, 호화로운 집에 살고 있었다. 물론 현실은 상상만큼 녹록지 않았다.

최준영 씨는 대출까지 받아 주식과 코인에 투자했다. 그의 모든 희망은 시장의 변동성에 달려 있었다. 이로 인해 그는 매일 밤 기대와 불안 사이에서 갈등한다. 주식 시장이 열리기 전, 그는 마음이 설레면서도 불안감에 잠을 이루지 못한다. "이번에는 분명히…." 최준영 씨는 항상 이렇게 중얼거린다. 하지만 시장은 예측할 수 없다. 어떤 날은 수익이 나고, 어떤 날은 예상치 못한 손실을 보기도 한다. 손실이 발생할 때마다 그의 마음은 한층 무거워진다. 대출금과 더불어 증가하는 손실은 그를 점점 더 깊은 스트레스의 늪으로 끌어당긴다.

부동산에 영끌한 이태준 씨

서울 외곽의 한 조용한 동네에서, 이태준 씨는 지하철 호재에 따른 부동산 차익의 꿈을 꾸며 분양 시장에 발을 들었다. "분양만 되면 차익이 5억 이상이라고…" 이 말은 이태준 씨의 마음을 사로잡았다. 부동산 투자에 대한 그의 기대감은 하늘을 찌를 듯했다.

이태준 씨는 유명한 유튜버의 말에 귀를 기울였다. "전세 갭투자의 신", "레버리지로 부의 추월차선을 변경하라"는 그의 말은 이태준 씨에게 커다란 영감을 주었다. 그는 망설임 없이 무리한 대출을 받아 분양에 도전했다. "대출을 받지 않으면 바보"라는 말이 그의 머리를 맴돌았다.

하지만 코로나 팬데믹이 끝나고 경기가 어려워지면서 상황은 급변했다. 금리가 오르기 시작했고, 이태준 씨는 급격히 증가하는 대출 이자에 허덕이기 시작했다. 그의 꿈은 점차 악몽으로 변해갔다. "이대로라면 파산하지 않을까?" 그의 불안을 가중시켰다.

밤마다 그의 머리를 채운 것은 이제 기대감이 아닌 걱정과 불안이었다. 그는 자신이 투자한 아파트 단지를 바라보며 마음을 졸였다. "과연 내가 올바른 결정을 했던 걸까?" 분양가 대비 시세가 오르지 않는다면, 그는 엄청난 부채를 지고 살아가야 할 것이었다.

이태준 씨의 일상은 이제 끊임없는 실망과 예기불안 스트레스로 가득 찼다. 그는 부동산 시장의 변동성과 자신의 경제적 미래에 대한 걱정으로 잠 못 이루는 밤을 보냈다.

○●○ 기대가 실망으로, 걱정이 현실로

앞의 이야기는 예기불안 스트레스가 개인의 정신적 및 육체적 피로와 노화에 어떻게 영향을 미치는지를 보여준다.

최준영 씨는 주식과 코인 시장에 올인하며, 시장의 변동성에 모든 재정적 희망을 걸었다. 밤마다 차트를 주시하며 기대와 불안 사이에서 갈등하는 그는, 이로 인한 깊은 정신적 스트레스를 겪었다. 이는 불면증, 만성적 피로, 심지어 우울증과 불안 장애와 같은 심각한 정신 건강 문제를 야기할 수 있다. 또한, 이러한 스트레스는 심혈관 질환의 위험을 증가시키고, 신체의 노화 과정을 가속화시킬 수 있다.

이태준 씨 역시 부동산 투자에 대한 큰 기대감을 가졌으나, 금리 상승으로 경제적 부담을 겪으며 예기불안 스트레스를 경험했다. 경제적 불안정성으로 인한 걱정과 불안은 그에게 심리적 불안정을 가져왔으며, 이는 육체적 건강에도 부정적인 영향을 미쳤다. 장기적인 스트레스는 면역 체계의 약화, 만성적 질병의 위험 증가, 신체적 및 정신적 노화를 촉진할 수 있다.

이러한 예기불안 스트레스는 단순한 재정적 문제를 넘어서, 개인의 전반적인 건강과 삶의 질에 깊은 영향을 미친다. 불확실한 미래에 대한 끊임없는 걱정과 기대는 신체적, 정신적 건강의 악화와 일상생활의 질 저하를 가져오며, 장기적으로는 노화 과정을 가속화할 수 있다.

○●○ 불안을 물려주게 된 이준호 씨

1997년, IMF 위기가 한국을 강타했을 때, 이준호 씨는 40대 중반이었다. 그는 당시 13살, 11살 아들과 딸을 둔 가장이었고, 갑작스러운 경제 위기로 직장을 잃게 되었다. 다시 직장을 구하는 것은 쉽지 않았다. 그의 나이가 그것을 더욱 어렵게 만들었다.

처자식이 있는 가장으로 급전이 필요했던 이준호 씨는 어쩔 수 없이 닥치는 대로 일을 했다. 그런데 그 때문인지 예전과 같은 일자리로 돌아가는 것은 점점 멀어져갔다. 시간이 흐를수록, 그의 미래에 대한 불안은 점점 커져갔다.

그 불안감은 자연스레 자녀에게도 영향을 미쳤다. 이준호 씨는 자신이 겪은 어려움을 자녀들이 겪지 않기를 바랐다. 그래서 그는 아들과 딸에게 안정적인 직업을 갖도록 강요하기 시작했다. "공무원이 되어라", "선생님이 되어라" 하는 말이 그의 입에서 자주 나왔다.

하지만 이러한 강요는 자녀들과의 관계에 긴장을 불러일으켰다. 아들은 아버지의 기대와 달리 자신만의 길을 가고 싶어 했다. 이준호 씨는 이를 이해하기 어려워했고, 이로 인해 아들과의 갈등은 깊어만 갔다. 또 급변하는 디지털 세상은 이준호 씨를 더 불안하게 만들었다. 자신이 통제할 수 없는 상황 속에서 건강도 잃어가고 있었다.

○●○ 강요받는 효와 죄책감에 억눌린 양수진 씨

서울 대치동, 학원가의 불빛이 밤하늘을 밝히는 가운데, 양수진 씨는 학원에서 나와 집으로 향했다. 부모님의 무리한 희생 덕분에 그녀는 이곳에서 공부할 수 있었다. 엄마는 학원비를 벌기 위해 여러 아르바이트를 기꺼이 하셨고, 아버지는 회사 퇴근 후 대리운전을 하셨다. 양수진 씨는 부모님의 희생을 기억하며 학업에 몰두했고, 그 결과 서울대에 합격하는 영광을 안았다.

하지만 그녀가 꿈꿔온 대학 생활은 생각과 달랐다. 아버지의 건강이 갑자기 나빠지셨다. 병원에서는 폐암을 진단받았다. 양수진 씨의 가족은 이 소식에 충격과 슬픔에 잠겼다. 대학의 낭만 대신, 수진은 대학등록금과 아버지의 병원비를 마련하기 위해 과외 아르바이트를 시작했다. 나를 위해 희생한 아버지를 위해 당연히 해야 하는 것이라 생각했다.

하지만 양수진 씨의 생활은 생각보다 가혹했다. 과외 아르바이트는 잘 구해지지 않았고, 카페 아르바이트를 병행해야 했다. 주변 동기들은 부모님의 도움으로 방학 때 외국 회사에서 인턴쉽을 하고 커리어를 쌓아 온다는데, 양수진 씨에게는 상상하기 어려운 현실이었다. 점점 그녀의 눈에는 학업의 열정 대신 피로가 가득 찼다.

"내가 어떻게 해야 할까?" 양수진 씨는 스스로 자문했다. 그녀의 삶은 컨트롤할 수 없는 경제적 문제와 상황적 스트레스로 가득 찼다. 아버지의 병원비는 날이 갈수록 증가했고, 대학 등록금도 마련해야 했다. 부모님을 짐으로 느끼는 자기 자신이 싫어졌다.

○●○ 지뢰처럼 터지는 생각지 못한 상황 스트레스

앞의 이야기는 통제할 수 없는 상황의 스트레스가 우리의 정신적, 육체적 피로와 노화에 미치는 영향을 잘 보여준다.

1997년 IMF 위기 당시, 많은 사람들이 직장을 잃고 재취업에 어려움을 겪었다. 경제적 불안정성은 이준호 씨에게 심각한 스트레스를 야기했다. 그의 불안감은 자녀들에게도 영향을 미쳤고, 자녀들에게 안정적인 직업을 강요하기에 이르렀다. 이러한 강요와 불안은 가족 간의 관계에 긴장을 불러일으켰으며, 통제할 수 없는 상황 속에서 건강을 잃어갔다. 스트레스는 그의 수면을 방해하고, 식욕을 잃게 만들었으며, 장기적으로 신체 건강에 부정적인 영향을 미치고 노화를 가속화했다.

양수진 씨도 부모님의 희생 덕분에 서울대에 합격했지만, 아버지의 폐암 진단으로 대학 생활이 달라졌다. 그녀는 아버지의 병원비와 대학 등록금을 마련하기 위해 아르바이트를 시작했다. 이로 인한 경제적 문제와 상황적 스트레스는 그녀에게 심각한 정신적 피로를 주었고, 이는 신체 건강에도 영향을 미쳤다. 그녀는 학업의 열정 대신 피로감을 느꼈으며, 이러한 스트레스는 장기적으로 그녀의 건강과 노화에 부정적인 영향을 미칠 수 있다.

상황 스트레스는 불면증, 만성적인 피로, 심리적 불안정을 유발하며, 장기적으로 신체 건강을 해치고 노화를 촉진한다. 이러한 사례들은 통제할 수 없는 상황의 스트레스가 개인의 삶에 미치는 심각한 영향을 보여준다.

○●○ 별점 테러 위기에 놓인 김민지 씨

서울의 작은 골목길 끝에 위치한 소박한 식당, '미래의 맛'을 운영하는 김민지 씨는 배달 앱을 통해 음식을 배달하며 새로운 도전을 시작했다. 그녀는 이 식당을 가족과 함께 열었고, 매일 아침부터 밤늦게까지 음식을 만들고 주문을 처리했다.

배달 앱의 도입은 비즈니스에 활력을 불어넣었다. 하지만 이와 함께 예상치 못한 고객의 컴플레인이 쇄도하기 시작했다. 어느 날은 너무 맵다는 불평, 다른 날은 너무 싱겁다는 불만, 때로는 음식이 너무 늦게 도착했다는 불만이었다. 이런 컴플레인들은 큰 스트레스를 주었다.

그중 가장 기억에 남는 사건은 한 고객이 음식이 너무 뜨겁지 않다고 주장하며 환불을 요구했을 때였다. 김민지 씨는 음식을 가능한 한 가장 좋은 상태로 보내기 위해 노력했지만, 배달 과정에서 발생한 문제를 모두 통제할 수는 없었다.

이러한 상황들은 김민지 씨에게 점점 더 큰 부담을 주었다. 이제 그녀는 자신의 식당과 음식에 대한 열정을 잃어가고 있었다. 배달 앱으로 인한 매출의 널뛰기와 고객들의 말도 안 되는 컴플레인은 그녀를 지치게 했다.

황새가 되고픈 최도희 씨

서울의 반짝이는 도시 불빛 사이, 한 여성이 인스타그램에 업로드할 사진을 찍기 위해 포즈를 취하고 있다. 그녀의 이름은 최도희. 그녀는 인플루언서 하이엔드 커뮤니티에 속하고 싶어 매일 인스타그램에 체류하는 삶을 살고 있다. 사진 한 장, 한 장은 그녀의 욕망과 야망이 담겨 있다.

도희는 자신이 만나는 사람들과 결을 맞추기 위해 무리해서 명품가방을 사고, 고가의 화장품과 옷을 구매한다. 그녀의 옷장은 최신 유행의 옷들로 가득하지만, 그녀의 마음은 항상 불안정하다. 그녀는 카드 돌려막기를 하며, 당근마켓에 물건을 올린다.

매일 그녀는 완벽한 인스타그램 피드를 위해 새로운 카페, 유명한 레스토랑, 화려한 파티에 참석한다. 그녀의 소셜 미디어는 화려하고 멋진 삶의 모습만을 보여준다. 하지만 그것은 현실과는 거리가 멀다. 그녀의 실제 삶은 빚으로 얼룩져 있고, 끊임없는 비교와 경쟁으로 인해 정신적으로 지친 상태다.

어느 날, 그녀는 자신의 카드 대금 청구서를 보고 경악한다. 수많은 구매로 인한 빚이 산더미처럼 쌓여 있었다. 최도희 씨는 어떻게 이 상황을 해결해야 할지 몰랐고, 인스타그램에 큰 병을 얻게 되었다고 고백했다. 그러자 격려와 걱정의 글이 쏟아졌고, 그것으로 위안을 얻었다. 이제는 환자 코스프레를 하면서 피드를 채워나간다. 수시로 확인하는 좋아요 개수가 마치 수명과 같이 느껴질 지경이 되었다.

○●○ 관계의 헛헛함

앞의 이야기는 만남 스트레스가 어떻게 우리의 정신적, 육체적 피로와 노화에 악영향을 미치는지를 극명하게 보여준다.

김민지 씨는 배달 앱을 통한 비즈니스 확장을 시도했으나, 이로 인해 불가피하게 다양한 고객과의 상호작용이 증가했다. 이 과정에서 발생한 예상치 못한 컴플레인과 별점 테러는 그녀에게 심각한 스트레스를 주었다. 고객의 부당한 요구와 불만은 그녀의 정신 건강에 부담을 주며, 이는 장기적으로 신체 건강에도 영향을 미쳤다. 끊임없는 스트레스는 수면 장애, 소화 불량, 심지어 만성적인 피로감, 대인 기피와 같은 증상을 유발할 수 있다.

최도희 씨의 경우도 비슷하다. 그녀는 인스타그램의 인플루언서로 인정받기 위해 끊임없이 자신을 꾸미고, 사람들과의 만남을 위해 에너지를 써야 했다. 이 과정에서 발생한 경제적 부담과 사회적 비교는 그녀에게 큰 스트레스를 주었다. 끊임없는 경쟁과 비교는 우울증, 불안 장애와 같은 정신 건강 문제를 유발할 수 있으며, 이는 신체적 건강 문제로 이어질 수 있다.

이러한 만남 스트레스는 단순히 정신적 불안정을 넘어서 육체적 건강에도 영향을 미친다. 스트레스 호르몬의 지속적인 분비는 우리 몸 곳곳에 산소와 영양분을 공급해야 하는 심장에 가장 먼저 타격을 준다. 그뿐 아니라, 뇌의 피로를 유발하여 집중력 저하와 기억력 감소를 유발한다. 또 피부 노화와 같은 외형적인 변화도 야기한다.

2장

나를 지치게 하는 건
나 자신일 수도

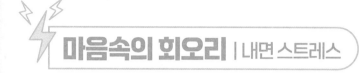

마음속의 회오리 | 내면 스트레스

비슷한 스트레스를 겪어도 그 결과가 완전히 다른 경우를 많이 본다. 누군가는 사고 이후 완전히 인생역전이 되는가 하면, 또 다른 누군가는 삶을 마감하기도 한다. 그 차이는 어디서 오는 것일까? 가장 큰 차이는 우리가 스트레스를 받아들이고 대처하는 방식에 있다.

이를 우리는 내적 스트레스라고 한다. 내적 스트레스는 우리 마음속에서 생겨나며, 우리의 생각, 느낌, 인식과 관련이 있다. 우리가 스트레스를 느끼는 주된 이유는 각자의 성격, 믿음, 기대, 그리고 문제를 대처하는 방식에 따라 달라진다.

○●○ 파국적 상상하기

어떤 상황에서 뒷받침할 증거가 거의 없는 경우에도 최악의 결론을 내리는 것을 말한다. "그냥 상상만 한 것인데 뭐."라고 생각할 수 있으나, 우리 몸의 반응은 실제 경험보다 인지하는 것에 더 큰 영향을 받는다. 공포영화를 보면 우리가 주인공처럼 귀신에 쫓기지 않더라도 공포를 느끼는 것처럼 말이다. 따라서 일어나지도 않을 불행한 일까지 미리 걱정하는 버릇은 나의 뇌를 실제 그 불행에 빠뜨리는 것과 같은 결과를 가져오며, 이는 스트레스와 불안을 점점 증가시켜 급기야는 일상에서 흔히 발생하는 가벼운 일들마저 대처하기 어렵게 만든다.

○●○ 부정적인 자기 대화

부정적인 자기 대화란, 자신을 계속해서 비판하거나 비하하거나 깎아내리는 사고방식을 말한다. 이러한 내면의 대화는 낮은 자존감, 부적절함, 스트레스 증가의 원인이 될 수 있다. 예를 들어, 누군가가 "예쁘다"라고 칭찬을 할 때, "실제 내 모습을 보면 실망하겠지"라는 생각을 하는 사람들이 있다. 또 프로젝트를 진행하면서 "나는 역량이 부족한데, 결국 이렇게 내 바닥을 드러내게 되는구나", "나 같은 사람은 결국 끝내지도 못하겠지"와 같은 말을 하는 경우가 있다.

부정적인 자기 대화는 종종 앞에서 본 파국적 상상으로 이어져 늘 나의 뇌를 재앙의 상황에 빠뜨리는 경우가 많다. 프로젝트를 하면서 "결국 나는 프로젝트를 성공적으로 마무리하지 못하고, 내 실력이 들통나서 회사에서 낙오자가 되겠지." 또 친구와의 약속에 늦어서 허둥지둥 가면서 "난 늘 이런 식이지, 나 같은 사람은 성공할 수 없을 거야." 같은 생각을 하는 것이다.

○●○ 완벽주의

완벽주의는 끊임없이 완벽함을 추구하는 생각과 태도를 말한다. 어떤 일이든 대충하는 것보다는 꼼꼼하고 완벽하게 하는 것이 바람직하나, 나의 육체적, 정신적 에너지는 한정되어 있기 때문에 완벽주의는 오히려 제대로 끝내지 못하는 사람이 되기 일쑤다.

거기에다 더 문제는 완벽주의 성향의 사람이 일의 우선순위를 고려하거나, 시간 관리 기술이 미숙하면 성취 경험이 줄어들어 급기야는 새로운 것은 아무것도 도전하지 않는 사람이 되기도 한다.

완벽주의 성향의 사람이 우선순위를 모를 때 일어나는 에피소드는 수없이 많다. 환자들 중에 가끔 어떤 한 식품에 꽂히는 경우가 있다. 한 환자가 유튜브에서 브로콜리에 설포라판이라는 성분이 풍부한데, 이는 항암효과가 있는 물질이라고 이야기를 듣는다. 항암효과가 있다는 이야기를 듣고, 직접 유기농 매장에서 장을 보고, 집에 와서 세척 방법을 유튜브로 보면서 세척하고 다듬어서 조리하여 소분해서 통에 담아 둔다. 완벽주의자가 신선 유기농 식품을 먹는 것에 관심이 생기면 이 과정으로 2~3시간은 후딱 지나간다. 유기농 브로콜리를 직접 사 와서 준비하면서 2~3시간을 쓰는 것이 정말 암 예방에 도움이 될까? 사실 진짜 항암과 건강을 목적으로 한다면, 브로콜리는 주문해서 간단히 준비해서 먹고 운동을 하러 가는 것이 더 맞는 방법이 아닐까?

내가 혹시 지금 파국적 사고, 부정적인 자기 대화, 완벽주의로 더 큰 스트레스를 만들고 있는 것은 아닌지 스스로 인식할 수 있는 것이 중요하다. 보통은 본인의 습관대로 스트레스를 증폭하는 경우가 흔하기 때문에, 내가 이런 생각을 하고 있는지조차 느낄 수 없는 경우도 있다. 그리고 그저 예민하게 타고난 기질이라고 생각하는 경우도 있다. 하지만 이러한 습관은 분명히 벗어날 수 있고, 벗어나야 나에게 도움이 된다.

○●○ 낮은 자존감

낮은 자존감은 우리의 정신적, 육체적 건강에 깊은 영향을 미치는 내적 스트레스의 주요 원인 중 하나이나. 이는 개인이 자기 자신에 대해 부정적으로 보고, 부적절하다고 느끼는 것에서 시작한다. 다른 사람의 평가에 지나치게 민감하게 반응하게 되면, 이는 지속적인 정신적 스트레스로 이어진다.

낮은 자존감을 가진 사람은 자신의 성취를 과소평가하고, 작은 실수나 실패를 과도하게 확대 해석하는 경향이 있다. 이로 인해 그들은 끊임없이 스트레스와 불안감을 경험하게 된다. 이러한 상태는 만성적인 불안과 우울감으로 이어지며, 이는 정신적 피로를 증가시킨다. 또한, 이러한 정서적 불안정은 신체 건강에도 영향을 미치는데, 스트레스 호르몬의 지속적인 분비로 인해 면역 체계가 약화되고, 만성적인 질병의 위험이 증가한다.

낮은 자존감은 또한 사람이 다른 사람의 평가에 지나치게 의존하게 하며, 보이기 위한 삶에 끊임없이 집착하게 만든다. 이는 개인의 정체성과 자아 개념에 혼란을 가져온다. 다른 사람의 기대나 평가에 부합하기 위해 끊임없이 노력하면서 자신의 진정한 가치와 필요를 무시하게 되고, 이는 자기 자신에 대한 만족감을 감소시킨다. 장기적으로 이러한 상태는 정신적 불안정과 신체적 피로를 촉진하며, 노화를 가속화한다.

○●○ 자기 합리화

자기 합리화를 하면서 방어적으로 대처하는 것은 우리가 스트레스로 인한 감정 조절에 어려움을 겪을 때, 종종 무의식적으로 활용하는 방어 기제이다. 이러한 기제는 단기적으로는 안도감을 제공할 수 있지만, 장기적으로 볼 때 실제 문제를 해결하는 데 방해가 되고, 부정적인 결과를 초래할 수 있다. 예를 들어, 자격증 공부를 하고 있는 취업 준비생이 시험에 불합격했을 때, 이를 본인의 실력이나 노력 부족으로 인식하지 않고 다른 외부적 요인으로 돌리는 것이다.

이 취업 준비생은 자신이 시험에서 떨어진 이유를 '문제가 너무 어려웠다', '시험 전에 감기에 걸려 컨디션이 좋지 않았다', '중요한 강의를 듣지 못했다' 등으로 자신을 설득할 수 있다. 이런 생각들은 당장은 자신을 위로하고 스트레스를 줄여줄 수 있지만, 실제로는 필요한 반성과 개선을 하지 못하게 한다. 결과적으로, 오답 분석을 하지 않고 본인의 실력이나 준비 방식에 대해 깊이 고민하고 변화를 시도하지 않는다.

이러한 방어적 대처는 단기적으로는 스트레스 해소에 도움이 될 수 있으나, 장기적으로는 자기 발전을 저해하고 학업 성취도 향상에 필요한 변화를 이끌어내지 못한다. 따라서, 실패나 어려움을 경험할 때, 외부 요인에만 초점을 맞추는 대신 자기반성과 진지한 문제 해결 방안 모색이 필요하다. 이런 접근은 문제를 근본적으로 해결하고, 개인의 성장과 발전에 기여하는 길이 될 것이다.

○●○ 해결되지 않은 정서 문제

우리 마음속에 남아 있는 해결되지 않은 정서적 문제들은 종종 큰 스트레스의 원인이 된다. 과거의 아픈 기억이나 오래된 감정적 상처에 계속 매달리면, 우리는 지속적인 정신적 고통을 겪게 된다. 이러한 문제들은 우리 마음 깊숙한 곳에 자리 잡고 있어, 불안, 우울, 심지어 신체적인 증상으로도 나타날 수 있다.

예를 들어, 어린 시절 부모님의 이혼이나 부모님의 부재, 친구들과의 관계에서 느꼈던 배신감, 학창 시절 겪었던 괴롭힘 등은 성인이 되어서도 우리에게 영향을 미칠 수 있다. 이러한 경험들은 무의식적으로 우리의 행동과 반응에 영향을 주며, 해결되지 않으면 불안감, 우울증, 자신감 부족으로 이어질 수 있다.

이런 정신적 부담은 점점 다양한 신체적 증상을 만든다. 스트레스 호르몬이 지속적으로 분비되면 만성적인 두통, 소화 장애, 목에 뭔가 붙은 느낌, 관절 근육통 같은 신체적 아픔이 생길 수 있다. 이것은 마음과 몸이 밀접하게 연결되어 있음을 보여준다.

우리가 겪는 심리적 스트레스가 신체 건강에도 영향을 미치기 때문에, 정서적 문제를 해결하는 것은 정신적, 신체적 건강을 유지하기 위해서도 매우 중요하다. 내면의 상처에 주목하고, 필요하다면 전문적인 도움을 받아 해결하는 것이 우리의 삶의 질을 높일 수 있는 방법이다.

○●○ 나만의 기준이 없는 삶

우리는 일상생활에서 매일 크고 작은 선택을 한다. '아침에 눈을 떠서 일어날까? 더 잘까?'와 같은 사소한 것부터 '이직을 할까? 말까?'와 같은 큰 선택까지 다양한 결정을 해야 한다. 작은 목표는 하루를 이끌고, 장기적인 목표는 몇 달, 몇 년의 인생을 이끌기도 한다. 모든 목표는 우리의 가치나 신념에 기반하며, 무의식적이지만 각자 규칙과 기준을 정하고 선택하게 된다.

이러한 규칙을 개인 철학이라고 한다. 개인 철학은 가정 환경, 종교, 살면서 만난 사람들과의 상호작용, 교육을 받은 내용 등등 아주 다양한 자극에 따라 개인마다 다르다. 따라서 어린 시절의 양육 환경이나 경험, 가족이나 사회의 사랑과 지지를 받는 정도가 꽤 중요하게 작용할수 있다.

TV에 요즘 고부갈등, 부부갈등, 육아 문제 등 다양한 가정 문제를 소재로 정신 건강 관련 예능 프로그램이 많이 나오는데, 보통 이야기를 듣다 보면 문제의 근원에는 어린 시절의 트라우마나 가풍이 원인인 경우가 많다. 실제 정신건강의학 면에서도 불안, 우울증, 조울증 등등 거의 모든 정신 건강 문제는 어린 시절의 경험이 꽤 중요한 것이 사실이다.

하지만 이건 과학자가 관찰하고 연구한 결과일 뿐이다. 이것을 보고 어른이 다 된 내가 내 인생의 문제는 어린 시절에 잘못된 양육 때문이라고 생각해선 안 된다. 이런 생각의 과정은 실제 내 인생에 어떤 도움도 되지 않으며, 괜히 억울함만 커져서 내 인생이 더 마음에 들지 않게 될 수 있다.

제대로 된 개인 철학은 어른이 되어서 내 관심과 노력으로 다시 정립할 수 있고, 반드시 그래야 한다. 개인 철학을 만들기 위해 우리는 자신에게 가장 중요한 것이 무엇인지, 어떤 원칙에 따라 살고 싶은지 등에 대해 진지하게 고민해 봐야 한다. 이 과정에는 자기 성찰, 일기 쓰기, 독서, 다른 사람들과 의미 있는 대화 참여 등이 포함될 수 있다. 자신의 고유한 관점에 충실하면서도 다른 사람들의 지혜에서 영감을 얻어 다양한 철학적, 영적 전통을 탐구하는 것이 도움이 될 수 있다. 이 수고로운 과정을 거치면 눈에 보이는 물질로 비교하는 삶이 얼마나 무의미한 것인지 깨닫게 될 뿐 아니라, 마음 부자가 무엇인지 알게 될 것이다. 그 과정들은 뒷부분에서 다룰 것이다.

○●○ 카페인 중독

커피, 차, 그리고 에너지 드링크 형태로 우리는 남녀노소 할 것 없이 카페인에 중독되어 있다. 카페인은 자극제로서, 일시적으로 경계력을 높이고 피로감을 감소시키는 효과가 있으나, 과도한 섭취는 건강에 부정적인 영향을 미친다.

카페인의 과다 섭취는 수면 패턴의 교란을 일으키며, 이는 만성적인 피로의 주요 원인이 된다. 카페인은 중추신경계를 자극하여 잠들기 어렵게 만들고, 수면의 질을 저하시킨다. 장기적으로는 수면 부족이 누적되어 신체적, 정신적 피로를 증가시키며, 이는 신체의 회복 과정을 방해하고 노화를 가속화시킨다.

또한, 카페인 중독은 신체의 호르몬 균형을 방해하고 스트레스 호르몬인 코르티솔의 분비를 촉진한다. 코르티솔의 지속적인 과도한 분비는 면역 체계를 약화시키고, 심혈관 건강에 부정적인 영향을 미친다. 이는 만성적인 스트레스 상태를 유발하며, 신체적, 정신적 건강에 해를 끼친다.

카페인의 과다 섭취는 또한 소화 시스템에 영향을 미치며, 위산 과다, 소화 불량 등을 유발할 수 있다. 이러한 소화계 문제는 영양소의 흡수를 방해하고 신체의 전반적인 건강 상태에 영향을 미친다. 건강한 신체 기능을 유지하는 데 필수적인 영양소의 부족은 노화 과정을 가속화시키고, 신체의 에너지 수준을 저하시킨다.

정신적으로, 카페인 중독은 불안, 긴장, 짜증과 같은 증상을 야기할 수 있다. 이러한 정신적 스트레스는 정서적 불안정과 심리적 불편을 증가시키며, 장기적으로는 신체 건강에 부정적인 영향을 미친다.

○●○ 감정적 식사

감정적 식사는 단순한 식습관을 넘어서는 문제를 일으킬 수 있다. 스트레스 해소를 위해 일시적으로 음식을 찾는 것은 일종의 자기 위안이 될 수 있지만, 이는 곧 의존성으로 이어질 수 있다. 특히 고당분 식품을 반복적으로 섭취할 경우, 뇌의 도파민 시스템이 활성화되어 '보상'을 느끼게 된다.

도파민은 쾌락과 관련된 신경전달물질로, 음식을 통한 즐거움을 느낄 때마다 분비되어 음식에 대한 강한 욕구를 유발한다. 이러한 반복적인 보상 경험은 결국 배가 고프지 않아도 특정 식품을 계속 찾게 하는 중독성 경향을 만들어낸다.

감정적 식사는 정서적 불안정성과도 밀접한 관계가 있다. 스트레스나 우울감을 느낄 때 과식하는 경향은 장기적으로 세로토닌 시스템의 균형을 방해할 수 있다. 세로토닌은 기분과 감정 상태를 조절하는 데 중요한 역할을 하는 또 다른 신경전달물질이다. 과식으로 인한 잦은 혈당 변동은 세로토닌 수준에 부정적인 영향을 끼칠 수 있으며, 이는 우울증, 불안 장애로 이어진다.

장기적으로 고당분 식품의 지속적인 섭취는 세포 내 인슐린 신호 전달 경로에 영향을 미친다. 이는 인슐린 저항성을 증가시켜 혈당 조절에 문제를 일으키고, 결국 당뇨병의 위험을 높인다. 이외에도, 고칼로리 식품의 과다 섭취는 체내 지방 축적을 증가시켜 비만을 유발하며, 이는 고혈압, 심장 질환 등의 만성질환 발병 위험을 증가시킨다.

○●○ 술잔 속의 두 얼굴

기분이 좋을 때 편안한 사람들과 적당히 마시는 술은 일상 속의 작은 파티와 같다. 이때 술은 우리의 뇌에 영향을 미쳐, 도파민과 같은 기분 좋은 화학물질을 방출하며 사회적 상호작용을 증진시키고, 일시적인 행복감이나 이완감을 제공한다. 이런 경험은 일상의 작은 기쁨을 찾고, 스트레스를 완화하는 데 도움을 준다.

연구에 따르면, 적당한 음주는 불안을 줄이고, 심리적 안정감을 가져오는 효과가 있으며, 이는 심장 건강에도 긍정적인 영향을 미칠 수 있다. 그러나 이러한 효과는 소량의 알코올 섭취에 한정되며, 개인의 건강 상태나 알코올에 대한 개인적인 내성에 따라 크게 달라질 수 있다.

반면, 스트레스를 받을 때 폭음을 하는 경우는 전혀 다른 결과를 낳는다. 이는 마치 장마철 폭풍과도 같아, 신체적, 정신적 건강에 매우 부정적인 영향을 미친다. 폭음은 간 손상, 고혈압, 심장병, 심지어 일부 암의 위험을 증가시킬 수 있다. 특히 간은 알코올 분해의 주요 장소이기 때문에, 과도한 음주는 간 질환의 위험을 높인다. 또한, 고혈압과 심장병 위험의 증가는 심혈관 건강에 심각한 영향을 줄 수 있다.

더불어 스트레스 상황에서의 폭음은 불안, 우울증과 같은 정신 건강 문제를 악화시킬 수 있다. 스트레스를 받을 때 술로 해결하려는 시도는 잠시 동안은 문제를 잊게 해 주지만, 결국 장기적인 해결책이 되지 못하며 오히려 정신 건강을 더욱 악화시킨다. 이는 알코올 의존성, 대인 관계의 문제, 일상생활의 장애 등 추가적인 문제들을 불러올 수 있다. 이러한 상황을 감안할 때, 스트레스를 받을 때 폭음은 문제를 해결하기보다는 장기적으로 더 큰 스트레스를 유발한다는 것을 기억해야 한다.

○●○ **담배**

흡연은 피로와 노화에 광범위하고 심각한 영향을 미친다는 것을 이제는 모르는 사람은 없다. 담배 연기에 포함된 수많은 유해 화학물질은 신체의 여러 기능에 부정적인 영향을 끼치며, 이는 결국 지속적인 피로감과 노화의 가속화로 이어진다.

가장 큰 문제는 심혈관 건강에 해로운 영향을 미치는 것이다. 니코틴과 다른 유해 화학물질은 혈관을 수축시키고 혈액 순환을 방해한다. 이로 인해 심장은 더 많은 노력을 해야 하며, 이는 심장 질환 발병 위험을 높인다. 또한, 혈액 순환의 저하는 신체 조직과 기관에 산소와 영양소를 충분히 공급하지 못하게 하여, 신체적 피로감을 증가시키고, 장기적으로는 신체 기능의 저하와 노화를 촉진한다.

결국 담배 연기에 포함된 독소는 폐 기능을 저하시키며, 만성 기관지염, 폐기종과 같은 호흡기 질환의 발생 위험을 증가시킨다. 이러한 호흡기 질환은 산소 흡수를 방해하여 신체의 피로감을 더욱 증가시킨다. 폐 기능의 저하는 신체의 전반적인 노화 과정을 가속화하는 주요 요인이 된다.

흡연이 피부에 미치는 영향도 무시할 수 없다. 담배 연기에 포함된 화학물질은 피부의 탄력을 감소시키며, 피부의 주요 구성 요소인 콜라겐과 엘라스틴의 파괴를 촉진한다. 이는 피부의 주름 증가와 탄력 저하를 초래하며, 피부 노화를 가속화시킨다. 이러한 피부 노화는 단순한 외모의 변화를 넘어 피부 건강에 심각한 문제를 일으킬 수 있다.

그런데 엘라스틴은 혈관벽에도 존재해서 혈관의 탄력성을 유지하는 데 중요한 역할을 한다. 흡연으로 인한 엘라스틴의 손상은 혈관벽의 탄력성을 떨어뜨리며, 몸에서 탄력성이 중요한 여러 기관에 순차적으로 악영향을 미친다. 특히 남성의 경우 발기부전의 원인이 될 수 있고, 중년 이후에는 동맥경화와 심근경색을 유발한다.

몸의 소리 | 너무 편한 자세가 가져오는 피로

평범한 일상 속에서 편안한 자세로 스마트폰을 보거나 컴퓨터를 하면서 점점 굽은 어깨, 일자목, 일자허리가 되어 간다. 이런 습관들은 단순히 불편한 자세가 아니라, 근육과 근막의 긴장을 증가시키고, 우리 몸의 균형을 무너뜨리며, 스트레스와 통증, 그리고 노화를 가속화시킨다.

○●○ 일자목이 만드는 소화불량과 만성피로

일자목은 척추의 자연스러운 C자형 곡선이 손실되는 상태를 말하며, 이는 장시간 앉아 있는 생활습관, 잘못된 자세, 스마트폰이나 컴퓨터 사용으로 인해 자주 발생한다. 이러한 자세는 목과 머리를 지탱하는 근육과 근막에 지속적인 부담을 준다. 일자목이 되면 목의 움직임은 30%가량 줄어들고, 경추(목뼈) 사이 쿠션 역할을 하는 디스크에 1.5배 이상 압력이 증가된다. 이 압력이 누적되면 점점 척추의 구조적 불균형을 야기한다. 고개를 숙이는 각도가 클수록 목디스크에 부하가 심해진다.

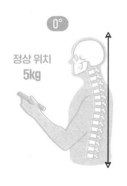
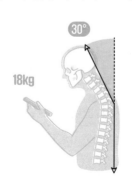
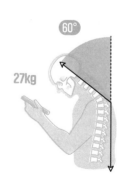

일자목으로 인한 근골격 통증은 일자목이 야기할 수 있는 건강 문제의 아주 일부에 불과하다. 스트레스, 만성피로와 노화에 더 중요한 포인트는 일자목으로 인해 주변 혈관과 신경이 영향을 받는다는 사실이다.

특히, 미주신경에 미치는 영향이 우리 삶의 질과 직결된다. 미주신경은 우리 몸의 '휴식과 소화' 시스템을 조절하는 핵심 신경으로, 특히 소화 기능에 큰 영향을 미친다. 일자목으로 인해 목 주변 근육과 인대가 지속적으로 긴장하게 되면, 이는 미주신경에 압력을 가하여 정상적인 기능을 방해할 수 있다.

이러한 압박은 위장관의 근육 활동과 위산 분비를 조절하는 데 필수적인 미주신경의 기능을 저하시켜, 명치에 뭔가 걸린 느낌, 소화효소 분비 저하로 소화불량, 트림, 가스 참, 변비, 복통 등 다양한 소화기 문제를 일으킬 수 있다.

또 일자목은 척추와 뇌 사이의 신경 통신에도 영향을 미친다. 정상적인 경추 곡선이 손상될 경우, 척추를 통과하는 신경들이 압박을 받을 수 있다. 이러한 압박은 신경 전달에 장애를 일으켜, 신체의 다양한 부위로 가는 신호 전달에 문제를 일으킨다. 척추 신경의 압박은 또한 뇌와 신체 다른 부위 사이의 신호전달에 영향을 미쳐, 늘 머리가 맑지 않는 느낌인 브레인 포그를 유발한다.

일자목 상태에서 경동맥이 눌리면, 얼굴의 각 부위로 가는 혈류가 저하된다. 혈류 저하는 뇌의 산소 및 영양분 공급에 직접적인 영향을 미친다. 뇌로 가는 혈류가 저하되면 두통이나 어지러움이 생길 수 있다. 어지러움은 뇌의 균형 유지와 관련된 부위에 산소와 영양소가 충분히 공급되지 않을 때 발생한다. 이는 특히 뇌의 평형 감각을 담당하는 부위에 영향을 미친다.

이명은 내경동맥과 뇌경동맥의 혈류 저하로 인한 또 다른 증상이다. 물론 이명의 주요 발생원인은 귀 내부의 문제이지만 주변 혈관의 문제가 이를 악화시킬 수 있다. 이명은 내이의 혈류가 제한될 때 발생할 수 있으며, 이는 뇌의 청각 처리 중심에 적절한 혈액 공급이 이루어지지 않을 때 나타날 수 있다. 이러한 혈류 저하는 뇌의 다양한 부위에 산소와 영양소 공급을 저하시켜, 인지 기능에도 영향을 미칠 수 있다. 인지 기능 저하는 집중력 부족, 기억력 감소, 브레인 포그와 같은 증상으로 나타난다.

이와 같이 일자목으로 인한 경동맥의 압박은 뇌의 다양한 부위에 영향을 미치며, 이는 두통, 어지러움, 이명, 인지 기능 저하 등의 다양한 증상을 야기할 수 있다. 이러한 증상들은 결국 우리 몸을 피로하게 만들고, 더 빨리 늙게 만든다.

○●○ 굽은 어깨와 오십견이 만드는 만성피로

구부정한 어깨는 흔히 사무직 근로자나 장시간 스마트폰을 사용하는 사람들에게서 발견되는 자세 문제이다. 이러한 자세는 어깨 주변의 근육과 인대에 지속적인 부담을 주어, 오십견과 같은 근골격계 질환의 위험을 증가시킨다.

오십견은 어깨 관절 주변의 근육과 인대가 뻣뻣해지면서 통증이 발생하는 질환으로, 주로 중년 이후에 발생한다. 구부정한 어깨는 어깨 관절에 비정상적인 압력을 가하여 이러한 문제를 악화시킬 수 있다. 잘못된 자세로 인해 어깨의 움직임 범위가 제한되고, 이는 근육의 경직과 약화로 이어진다. 이러한 상태가 지속되면, 어깨 관절의 유연성이 저하되고, 결국 오십견과 같은 질환으로 발전할 수 있다.

구부정한 어깨 척추 건강에도 악영향을 미친다. 잘못된 자세로 인한 척추의 부담은 목과 등의 통증을 유발할 뿐만 아니라, 장기적으로 척추의 구조적 문제를 야기할 수 있다. 이는 전반적인 신체 균형과 건강에 부정적인 영향을 미치며, 특히 노화 과정에서 더욱 심각한 문제가 될 수 있다.

오십견은 단순한 노화의 징후가 아니라, 잘못된 생활습관과 자세로 인해 발생하는 질환이다. 따라서 구부정한 어깨가 서서히 우리 건강을 어떻게 악화시키는지 인식하는 것이 중요하다.

○●○ 갈비뼈 근막 긴장과 가슴 답답함

진료실에는 가슴이 답답해서 심장초음파를 하러 오는 환자들이 많이 있다. 그런데 막상 심장의 기능과 구조는 정상일 때가 많다. 가슴이 이렇게 답답한데, 심장이 정상이라고 하면 의아해하는 분들이 있다. 이런 분들은 꼭 갈비뼈 사이 근육을 꾹 눌러본다. 대부분의 사람들이 갈비뼈 사이 근육이 딱딱하게 뭉쳐 있다.

대부분의 사람들이 오랜 시간 책상에 앉아 있고, 근력 이완 및 강화 운동의 부족으로 인해 늑간근의 긴장도와 근막의 긴장도가 증가하는 경향이 있다. 이러한 근육 긴장은 흉곽의 확장을 제한하고 복부의 처짐을 유발하여, 가슴 들기와 같은 바른 자세를 취하는 데 어려움을 겪게 한다. 흉곽 확장의 제한은 효율적인 호흡에 필수적인 흉부의 움직임을 방해하며, 이로 인해 가슴 부위의 답답함과 숨 쉬기 어려움이 발생시킨다.

그와 함께 복부의 처짐은 복부 근육의 약화와 관련이 있으며, 이는 체간(몸통)의 안정성에 부정적인 영향을 미친다. 복부 근육이 약해지면 척추를 지지하는 데 필요한 균형이 무너지며, 이는 잘못된 자세로 이어진다. 이러한 자세 불균형은 늑간근에 추가적인 부담을 주어 근육의 긴장을 증가시키고, 가슴 답답함과 호흡 곤란을 유발한다. 잘못된 자세는 호흡을 어렵게 만들어 신체가 적절한 산소를 획득하는 데 어려움을 겪게 하며, 이는 숨쉬기 어려움과 가슴의 답답함을 증가시킨다.

또 스트레스와 정신적 긴장은 교감신경계를 활성화시켜 목 주변 근육과 함께 늑간근의 긴장을 더욱 증가시킨다. 이는 신체의 자연스러운 이완 반응을 방해한다. 이러한 근육 긴장은 가슴 부위의 압박감을 유발하며, 호흡에도 영향을 미쳐 숨쉬기 어려움과 가슴의 답답함을 증가시킨다. 따라서, 책상 업무가 많은 현대인은 근육의 긴장과 불균형으로 인해 가슴의 답답함과 호흡 곤란을 느낄 수 있게 된다.

○●○ 다리 꼬기, 발목 꼬기가 만드는 만성피로

많은 사람들이 의식적이든 무의식적이든 다리나 발목을 꼬는 습관을 가지고 있다. 다리나 발목을 꼬는 자세는 하는 동안은 편할지 모르나, 결국 하체 균형과 척추 건강에 부정적인 영향을 미친다.

특히 앉아 있는 시간이 긴 현대인들은 몸의 중심 근육의 약화로 바른 자세로 앉기 어려워 나도 모르게 다리를 꼬게 되는 경우가 많다. 코어 근육과 골반 주변 근육은 우리 몸의 중요한 지지 구조로, 척추와 하체의 균형을 유지하는 데 중요한 역할을 한다. 골반의 불균형은 척추에 추가적인 스트레스를 가하고, 이는 통증과 근육의 긴장으로 이어진다.

장기적으로 다리를 꼬는 자세는 척추의 정렬에 영향을 미치며, 이는 척추에 추가적인 부담을 주어 만성적인 통증과 불편함을 유발한다. 또한, 골반의 불균형은 하체의 혈류에 영향을 미칠 수 있으며, 이는 하체의 피로감과 붓기를 증가시킨다. 척추와 골반의 불균형은 근육과 관절에 지속적인 압박을 가하며, 이는 궁극적으로 퇴행성 변화와 노화를 가속화할 수 있다.

몸을 꼬는 행위는 단순한 불편함이나 일시적인 통증을 넘어서 신체의 전반적인 균형과 건강에 영향을 미친다. 다리 꼬기는 척추의 자연스러운 정렬을 방해하고, 근육과 관절에 불필요한 부담을 가하며, 이는 장기적으로 신체 기능의 감소와 노화를 촉진한다.

3장

스트레스, 피로, 노화의 악순환

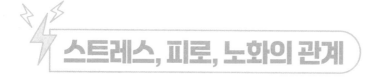

스트레스, 피로, 노화의 관계

○●○ 부신 기능_스트레스 반응에 대한 과학

우리는 지금까지 다양한 스트레스를 살펴보았다. 이 중에는 객관적으로 실제 존재하는 스트레스도 있고, 이런 스트레스에 반응하고 극복하려는 과정에서 스스로 만들어낸 내적 스트레스와 생활습관도 있다. 우리 뇌와 몸은 실제든 가짜든 스트레스를 받게 되면, 여러 가지 방식으로 반응한다.

이러한 스트레스에 대한 대표적인 반응은 '투쟁-도피 반응'이라고 불리는 급성 스트레스 반응이다. 사실 이 반응은 위험을 감지했을 때, 몸이 자동으로 신속하게 대응할 수 있도록 하는 보호 메커니즘이다. 투쟁-도피 반응은 인류 역사에서 오랜 시간 중요한 역할을 해왔다. 우리 조상들은 맹수나 날씨 변화 등의 위험 요소들에 맞서 싸우거나 도망쳐서 생존해왔다. 이 반응은 위험에서 벗어나고, 자신을 보호하며, 난관을 극복하는 데 큰 도움이 되었다.

✳ 투쟁-도피 반응의 핵심 장기, 부신

투쟁-도피 반응은 우리 몸에서 생리적 변화를 시작하는 신경 및 호르몬 과정의 복잡한 상호 작용이며, 그 중심에는 부신이라는 장기가 있다. 부신은 신장 위에 위치하며, 안쪽에 부신수질과 바깥쪽에 부신피질로 구분된다.

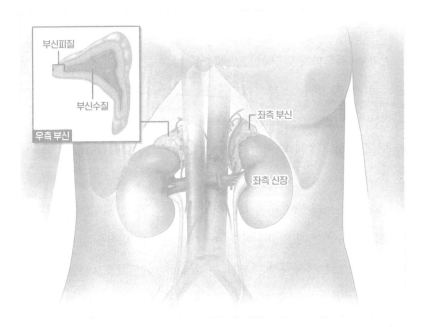

스트레스 상황에서 교감신경이 자극되면, 부신수질은 빠르게 카테콜아민을 분비한다. 카테콜아민에는 아드레날린과 노르아드레날린이 포함되어 있으며, 이들은 신체의 '투쟁-도피 반응'을 촉진하는 역할을 한다. 이 반응은 신경을 통해 매우 빠른 시간 내에 일어나는 교감신경-부신수질(Sympatho-Adrenomedullary, SAM) 시스템이다.

이 시스템의 자극으로 가장 큰 변화는 심장에서 일어난다. 카테콜아민은 심장을 자극하여 심박수와 혈압을 올린다. 이를 통해 산소와 영양분을 근육과 생존에 필수적인 장기에 보다 효율적으로 전달되도록 한다. 이런 심혈관계의 변화에 발맞추기 위해 폐도 더 많은 산소를 받아들인다. 즉, 폐의 기도가 확장되어 한 번에 들어오는 산소 섭취량이 증가하고 호흡이 효율적으로 이루어진다.

그와 동시에 투쟁-도피 반응에 덜 필요한 장기에는 혈류 공급이 줄어든다. 즉, 싸우거나 도망가기 쉽게 근육과 심장, 폐에 혈류가 많아지고, 소화와 배변을 담당하는 위장관과 생식기에는 혈류가 줄어든다. 그리고 간과 지방세포에 저장되었던 에너지 원료인 포도당과 지방이 방출되어 신체에 빠른 에너지원을 제공한다.

스트레스 상황에서는 호르몬의 자극으로 부신피질에서 코르티솔이 분비된다. 코르티솔은 장기적인 스트레스 관리와 에너지 조절에 중요한 역할을 하며, 신체가 스트레스에 적응하고 대응할 수 있도록 돕는다. 이 반응은 호르몬을 통해 좀 더 많은 장기에 신호를 전달하고 좀 더 긴 시간 스트레스에 반응할 수 있게 하는 시상하부-뇌하수체-부신피질(Hypothalamic-Pituitary-Adrenal, HPA) 시스템이다.

코르티솔은 교감신경계가 시작한 몸의 변화를 유지하고, 두 가지를 더 돕는다. 첫째, 코르티솔은 혈당을 올려서 스트레스를 받는 동안 몸에 에너지를 계속 공급한다. 이는 급성 스트레스 상황에서 매우 중요하다. 둘째, 몸이 싸우는 동안 면역 세포들이 너무 많은 에너지를 쓰지 않게 면역계의 활동을 줄인다. 이렇게 하면 싸우거나 도망칠 때 몸이 더 효율적으로 움직일 수 있다.

| 교감-부신 시스템 (SAM System) | 시상하부-뇌하수체-부신(피질) 축 (HPA 축) |

스트레스

시상하부

신경자극

척수신경

뇌하수체 전엽

부신수질

혈액을 타고
부신피질로

부신피질

카테콜아민

미네랄 코르티코이드
= 무기질 코르티코이드
= 알도스테론

당질 코르티코이드
= 코르티솔

부신은 스트레스 반응에 가장 중요한 장기이다. 신장(콩팥) 위에 모자처럼 얹어져 있는 조직으로 혈압의 유지, 혈당 유지, 미네랄과 전해질의 균형, 면역력 유지, 열 조절 등 신체의 각 기능의 신진대사를 조절의 역할을 하는 중요한 장기이다.

✳ 투쟁-도피 반응의 해소

스트레스나 위협이 사라지면, 몸은 정상 상태로 돌아간다. 이 과정은 부교감신경계가 돕는다. 부교감신경계는 혈압과 심장 박동을 낮추고, 기관지를 정상으로 만들어 호흡을 안정시킨다. 또한, 소화기와 생식기로 혈액을 다시 보낸다. 이외에도, 코르티솔 수치가 점점 줄어들어 면역 체계가 평소대로 돌아간다.

✳ 현대 생활의 투쟁-도피 반응

시대가 변화하면서 우리는 더 이상 맹수와 같은 직접적인 위험에 직면하지 않게 되었다. 그러나 우리 몸은 여전히 고대이 투쟁-도피 반응을 유지하고 있다. 이제 이 반응은 업무 스트레스, 발표 불안, 인간관계 문제와 같은 현대 사회의 스트레스 요소에 대응한다. 문제는, 이러한 현대적 스트레스 상황에서 투쟁-도피 반응은 오히려 우리를 더 큰 스트레스 상황으로 만든다는 것이다.

예를 들어, 투쟁-도피 반응에 특화된 유전자를 가진 사람들은 스트레스 상황에서 과도한 신체 반응을 보일 수 있다. 이는 고혈압, 심장 질환, 불안 장애와 같은 다양한 건강 문제로 이어질 수 있다. 맹수와의 싸움이 없는 현대 사회에서는 이러한 유전자가 오히려 건강에 해를 끼치는 요소가 된 것이다.

○●○ 만성 염증_스트레스, 피로, 노화 관련 질병의 연결고리

지난 20년간 가장 중요한 의학적 발견 중 하나는 면역학의 발전과 그 과정에서 염증이 감염질환뿐 아니라 다양한 비감염성질환과 정신질환의 발병에도 관여한다는 것을 알게 된 것이다. 실제로 오늘날 전 세계에서 가장 중요한 사망 원인인 암, 허혈성 심장 질환, 뇌졸중, 당뇨병, 만성 신장 질환은 모두 만성 염증에 의해 발병되고 악화되는 염증성 질환이며, 전신 만성 염증(Systemic chronic inflammation, SCI)이 핵심 메커니즘이다.

✳ 염증 반응의 두 얼굴

염증은 병원균을 제거하고 조직 복구 및 회복을 촉진하여 박테리아, 바이러스, 독소 및 감염으로부터 우리를 보호하는 중요한 인체 반응이다. 이 반응은 노출된 병원균의 양과 기간, 우리 몸의 상태에 따라 가볍게 지나가기도 하고, 입원치료가 필요할 정도로 고생하게 되기노 한다.

외부의 침입은 우리 몸의 가장 큰 비상사태이기 때문에, 면역체계에 충분한 산소와 영양분, 혈류가 공급되도록 그 외 인체 기능은 에너지 사용을 최소화하게 되고, 이로 인해 우리는 '질병 행동(Sickness behaviors)'을 경험한다. 즉, 권태감이 생기고, 기분이 가라앉으며, 성욕이나 식욕이 감소하고, 피로감을 느끼게 된다.

정상적인 염증 반응은 위협이 존재할 때 강하게 대응하고 다시 회복되어야 한다. 그리고 질병 행동이었던 피로감도 회복된다. 그러나 현대 사회에서는 병원균이 아닌 다양한 자극원으로 면역계를 지속적으로 활성화하여 만성 염증 상태에 노출되게 만들었다. 이들은 병원균은 아니기 때문에 고강도 염증 반응은 일어나지 않고, 저강도 염증 반응을 유발한다. 즉, 급성 염증과는 다른 면역 성분의 활성화를 특징으로 하는 저강도 비감염성(즉, 병원균이 아닌) 전신 만성 염증의 상태를 촉진한다.

염증 반응이 급성에서 만성으로 전환되면, 면역력이 떨어지고, 모든 조직과 장기는 물론 정상적인 세포 생리에도 큰 변화가 생긴다. 젊은 사람과 노인 모두에서 다양한 만성질환의 위험이 높아진다. 또한 전신 만성 염증은 정상적인 면역 기능을 손상시켜 감염과 암의 발병에 취약하게 한다. 또 예방접종에 대한 반응도 감소시켜 항체 형성이 충분히 안 되기도 한다.

전신 만성 염증으로 인한 손상은 고혈압, 당뇨병, 이상지질혈증의 삼중고를 포함하는 만성질환의 위험 증가, 비알코올성 지방간, 심뇌혈관 질환, 만성 신장 질환, 다양한 유형의 암, 우울증, 퇴행성 신경 질환, 자가 면역 질환, 골다공증 및 근감소증과 관련이 높다.

○●○ 미토콘드리아 저하_에너지 생성의 어려움

미토콘드리아를 우리 몸의 발전소이다. 이 발전소들은 세포 호흡이라는 과정을 통해 ATP라는 에너지를 만든다. ATP는 우리 몸이 움직이고, 생각하고, 숨 쉬는 데 필요한 에너지의 주요 원천이다. 건강하고 활발하게 작동하는 미토콘드리아는 우리 몸의 활력과 에너지 수준을 높게 유지하는 데 큰 역할을 한다.

하지만 미토콘드리아의 기능이 저하되면, 이 발전소들이 에너지를 충분히 만들어내지 못하게 된다. ATP의 생산이 줄어들면 우리 몸의 여러 조직과 기관들이 필요한 에너지를 얻지 못해 제대로 기능하지 못한다. 이런 상황은 우리 몸에 피로감과 활력 저하를 가져오는 주요 원인이다.

피로감과 활력 저하는 미토콘드리아가 손상되거나 기능이 떨어진 신호일 수 있다. 산화적 스트레스, 염증, 영양 부족, 장기간의 스트레스, 특정 질병 등은 미토콘드리아에 부정적인 영향을 준다. 이런 요인들은 미토콘드리아 DNA를 손상시키고, 세포 호흡의 효율을 떨어뜨리며, 세포의 에너지 대사 과정에 문제를 일으킬 수 있다.

지금까지 우리가 생각해 본 스트레스가 피로와 노화에 미치는 영향을 간단히 도식화하면 아래와 같다.

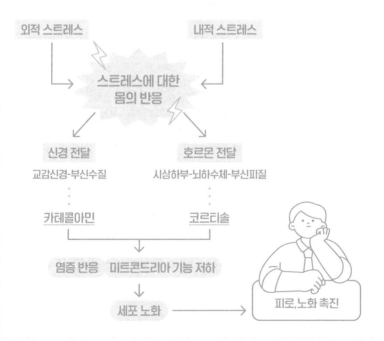

스트레스가 피로와 노화 촉진에서 끝나지 않는 것이 사실 더 큰 문제이다. 스트레스, 피로, 노화를 관리하지 않으면 우리는 육체적, 정신적, 정서적, 사회적, 그리고 영적 건강까지도 위협받을 수 있다.

스트레스, 피로, 노화가 건강에 미치는 영향

○●○ 신체 건강에 미치는 영향

스트레스와 피로는 밀접하게 연관되어 있으며, 두 가지가 복합적으로 작용하면 개인의 전반적인 건강에 중대한 영향을 미칠 수 있다. 이러한 결과는 다양한 신체적 형태로 나타나며, 신체의 여러 시스템과 기능에 영향을 미칠 수 있다.

심장과 혈관은 스트레스와 피로에 가장 먼저 영향을 받는다. 스트레스 때문에 심장 박동과 혈압이 올라가는데, 이게 오래 계속되면 고혈압이 생기고 가슴이 두근거리거나 아플 수 있다. 또한, 만성 스트레스와 피로는 염증과 산화 스트레스를 늘려서 혈관에 나쁜 영향을 준다. 이로 인해 죽상동맥경화증의 위험이 커지고, 그 결과 심근경색이나 심장마비, 뇌졸중 같은 심각한 질병이 생길 수 있다.

스트레스를 받으면, 위산 분비의 조절 능력이 떨어진다. 이는 위산이 필요할 때 충분히 나오지 않거나, 필요하지 않을 때 과도하게 분비되는 문제를 일으킨다. 결과적으로 이런 불규칙한 위산 분비는 상복부 불편감, 조기 포만감, 메스꺼움과 같은 증상을 초래할 수 있다. 스트레스로 인한 이러한 위산 조절 문제는 위염이나 궤양 같은 위 질환을 일으킬 위험을 높인다.

스트레스는 장의 운동성에도 부정적인 영향을 미친다. 장 운동성의 조절이 어려워지면서 내장 과민증이 발생할 수 있고, 이는 복통, 복부 팽만감, 변비 또는 설사와 같은 증상으로 이어질 수 있다. 또한, 스트레스가 만성화되면 장내 미생물의 균형을 깨뜨려 장 건강에 문제를 일으킬 수 있다.

스트레스는 근골격계 질환과 통증에 큰 영향을 줄 수 있다. 오랜 스트레스는 근육을 계속 긴장시켜 근육이 경직되고 아프게 한다. 이런 만성 긴장은 긴장성 두통, 목과 허리 통증, 턱관절 장애, 섬유근육통 같은 질환을 일으킬 수 있다. 스트레스는 뇌가 통증을 더 심하게 느끼게 만들어서 불편함을 더 많이 느끼게 한다. 또한, 만성 스트레스는 관절의 염증과 손상을 일으키는 물질을 만들어 류마티스 관절염 같은 질병의 위험을 높인다. 스트레스는 몸이 상처를 치유하는 능력에도 나쁜 영향을 미쳐 치유 과정을 늦추고 만성 통증 질환을 일으킬 수 있다.

스트레스로 인해 상승된 코르티솔은 갑상선 호르몬 생성 과정에서 체내에서 기능을 할 수 있는 활성 형태의 트리요오드티로닌(T3) 전환을 방해할 수 있다. 따라서 만성 스트레스로 인한 지속적 코르티솔 자극은 갑상선 호르몬 불균형을 초래하여 피로, 체중 증가, 우울증과 같은 갑상선 기능 저하증을 유발할 수 있다.

코르티솔은 인슐린 조절에 영향을 미쳐 인슐린 저항성을 촉진하고 제2형 당뇨병의 위험을 증가시킬 수 있다. 코르티솔 수치가 높으면 세포가 인슐린에 반응하는 능력이 손상되어 혈당 수치가 높아지고, 인슐린 생산에 대한 요구가 증가할 수 있다.

만성 스트레스와 피로는 면역 체계의 능력을 저하시킬 수 있다. 스트레스 호르몬인 코르티솔이 만성적으로 증가하면 우리 몸의 다양한 면역세포의 기능이 저하된다. 특히, 우리 몸의 군인과 같은 백혈구가 기능을 잘 못하게 될 뿐 아니라, 외부 병균에 침략받은 세포나 암세포가 된 병든 세포들을 인식해서 바로 처치할 수 있는 자연 살해 세포, 그리고 그 이후 완전한 처리를 위해 필요한 T 세포의 기능을 저하시킨다. 그 결과, 장기간 스트레스나 피로를 경험하는 사람은 감염에 더 취약하고 질병에서 회복하는 데 더 오래 걸리며, 만성 염증 반응이 가속화하는 다양한 퇴행성 질환에 걸린 위험이 올라간다.

스트레스는 잠자리에 들고 깊은 잠을 자는 것을 어렵게 만들어 수면의 질에 큰 영향을 줄 수 있다. 스트레스를 받으면, 몸은 코르티솔과 아드레날린 같은 물질을 분비한다. 그래서 자려고 누우면 가슴이 벌렁거리거나, 잠들기 어렵게 하거나, 자다가 자주 깨게 만든다. 이런 상황에서 사람들은 불면증을 겪거나 밤에 잘 못 자서 낮 동안 피곤하고 활력이 떨어질 수 있다.

○●○ 정신적, 정서적 건강에 미치는 영향

만성 스트레스와 피로는 몸뿐만 아니라 마음과 감정에도 큰 영향을 줄 수 있다. 정서적으로 건강하다는 것은 적절한 감정을 느끼고 잘 표현하는 것을 의미한다. 이는 감정을 알맞게 인식하고, 건강하게 표현하며, 잘 대처하는 것을 말한다. 정신적 건강은 감정을 올바로 알아차리고 조절하는 능력뿐만 아니라, 외부의 자극에 대해 분명하게 생각하고 판단하는 능력도 포함한다. 이제 만성 스트레스와 피로가 우리의 정서적, 정신적 건강에 어떤 문제를 일으킬 수 있는지 알아보자.

만성 스트레스와 피로에 시달리면 감정 조절 능력이 약해져서, 감정이 더 격렬하게 느껴지고 부정적인 감정을 잘 처리하지 못하게 될 수 있다. 이로 인해 기분이 자주 바뀌거나, 때론 술이나 담배, 약물 등 해로운 방법으로 스트레스를 해소하려는 유혹에 빠질 수도 있다.

감성 지능은 우리가 자신과 주변 사람들의 감정을 이해하고 적절히 반응하는 데 큰 도움을 준다. 스트레스와 피로가 많을 때는 이런 능력이 줄어들어, 관계에서의 갈등이나 오해가 생길 수 있으며, 타인에게 상처를 줄 수도 있다.

스트레스와 피로는 때때로 우리의 마음을 힘들게 하고, 우울증이나 불안 같은 기분 장애를 유발하기도 한다. 신경전달물질의 불균형이나 스트레스 반응 시스템의 문제로 인해, 지속적인 슬픔이나 걱정을 느끼기도 한다. 이러한 상황은 마음의 건강에도 영향을 미쳐 상황을 더 어렵게 만들 수 있다.

또 마음이 지치고 몸이 피곤하면, 생각이 명확하지 않고 집중하기 어려워질 수 있다. 이런 '브레인 포그' 상태에서는 기억력이나 주의력이 떨어지고, 일상적인 결정을 내리는 것조차 어려워진다. 스트레스 호르몬이 높아지면 뇌의 중요한 부분들이 제 기능을 하지 못하게 되고, 충분한 휴식을 취하지 못하는 것도 이런 상태를 악화시킬 수 있다.

◦●◦ 사회적, 영적 건강에 미치는 영향

만성 스트레스와 피로는 우리 몸과 마음뿐만 아니라 영적, 사회적 건강에도 영향을 줄 수 있다. 이런 건강의 부분들은 종종 잊히기 쉽지만, 우리 삶의 만족도에 중요한 역할을 한다. 사회적 건강은 다른 사람들과 좋은 관계를 맺고 유지하는 것을 말하고, 영적 건강은 나보다 더 큰 존재와의 관계를 말한다. 나보다 더 큰 존재가 꼭 종교를 의미하는 것은 아니다. 어떤 사람은 종교일 수 있고, 또 어떤 사람은 자연일 수도 있다.

만성 스트레스와 피로는 우리가 다른 사람들과 소통하는 방법에 그리고 감정을 다루는 방식에 영향을 준다. 이로 인해 대인 관계에서 갈등이나 오해가 생기고, 사람들과도 멀어질 수 있다. 이는 스트레스를 더 악화시키고 전반적인 웰빙에 나쁜 영향을 주게 된다.

사회적 지지는 스트레스를 견디는 데 도움을 주고 우리에게 소속감과 안정감을 준다. 하지만 만성 스트레스와 피로로 인해 사람들과 어울

리기 어려워지고, 새로운 관계를 형성하기도 힘들어진다. 이로 인해 사회적 지원이 줄어들고 스트레스의 부정적인 영향을 더 받을 수 있다.

만성 스트레스와 피로가 만드는 가장 큰 문제는 육체적 건강 저하보다 우리가 삶의 목적과 의미를 찾는 데 방해가 되는 것이다. 바쁜 일상 속에서 자신을 돌아볼 시간이 줄어들면, 우리의 핵심 가치가 흐려질 수 있다. 이는 공허함과 불만족을 느끼게 하여 스트레스를 더 심하게 하고 전반적인 웰빙에 나쁜 영향을 줄 수 있다.

객관적으로 힘들 삶을 사는 중에도 종교적으로 마음의 평안을 얻고 건강하게 살아가는 사람들을 본다. 내가 어찌하지 못하는 스트레스 상황 속에서 우리는 종종 우리보다 더 큰 존재나 신념 체계와 연결되어 이를 이겨내곤 한다. 하지만 만성 스트레스와 피로가 누적되면, 이러한 연결이 헐거워져, 삶 자체에 의문을 갖거나 영적인 위안을 찾는 것이 어려워질 수 있다. 이러한 단절은 고립감과 절망감을 느끼게 하여 돌이키기 어려운 선택을 하게 만들기도 한다.

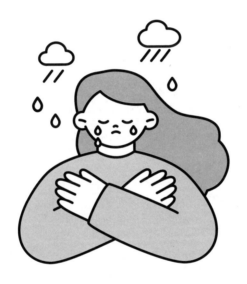

PART 2

피로와
노화 멈추기

4장

멈춤의 힘

_숙면

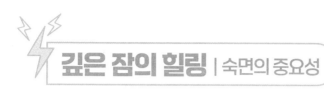

○●○ 수면 부족이 누적되면

밤에 자려고 누웠을 때 가슴이 벌렁거려 심장이 걱정된다는 환자, 밤에 가려워서 미치겠다는 환자, 머리가 무겁고 어지럽다고 하는 환자. 심지어 일부 시니어들은 인지 기능 장애와 같은 증상을 경험할 수도 있다. 이러한 증상들은 대부분 수면 부족으로 인한 자율신경 불균형과 성장호르몬의 부족과 관련이 높다.

수면 부족은 우리 몸의 회복과 재생 과정에 필수적인 성장호르몬의 분비에 큰 영향을 미친다. 키가 다 자랐다고 성장호르몬이 필요 없는 것이 아니다. 성인에게 성장호르몬은 피부 재생, 근육 성장, 그리고 뇌 기능과 같은 중요한 신체 과정에 중추적인 역할을 한다. 즉, 역노화의 필수적인 호르몬이다. 그런데 잠을 충분히 자지 못하면, 몸은 필요한 만큼의 성장호르몬을 생성하지 못해, 피로감 증가, 스트레스 민감성 증가, 심지어 노화 과정을 가속화시킬 수 있다.

수면 부족은 또한 스트레스 호르몬인 코르티솔의 수치에도 영향을 미친다. 적절한 수면을 취하지 못할 때, 코르티솔 수치가 증가하여 우리의 스트레스 반응 시스템을 과도하게 활성화시킨다. 이러한 상태가 지속되면, 만성적인 스트레스 상태로 이어질 수 있으며, 이는 면역 체계의 약화, 심장 질환, 그리고 기타 만성 건강 문제의 위험을 증가시킨다.

또한, 수면 부족은 정신 건강에도 영향을 미친다. 충분한 수면을 취하지 못하면, 우리의 기분 조절 능력이 저하되고, 우울감, 불안감, 심지어 우울증의 위험도 증가한다. 이는 뇌가 수면 동안 감정을 처리하고 조절하는 데 필요한 시간을 갖지 못하기 때문이다. 따라서, 충분한 수면은 정신 건강을 유지하는 데 매우 중요하다.

○●○ 깊은 잠을 자면 적게 자도 괜찮다

너무 피곤한 주중을 보낸 주말, 오전 10시까지 푹 자고 일어나 느긋한 오전을 보내면 몸과 마음이 회복되는 것을 느끼곤 한다. 보통 주말에 몰아서 자는 것을 따라잡기 수면이라고 하는데, 주중에 잠을 충분히 자지 못해 피곤한 경우 잠을 보상해 주면 효과적일 때가 있다.

하지만 몇 주를 연달아 해 본 사람들은 알 텐데, 주말 늦잠 자기가 반복이 되면 일어나는 시간이 점점 늦어져 급기야 점심을 넘겨 일어나는 상황이 펼쳐진다. 또 점점 더 많은 시간을 침대 속에서 뭉개면서 스마트폰을 보다가 오후에 일어나는 경우도 생긴다.

특별한 일이 없는 주말이지만 반복적으로 이렇게 시간을 보내면 하루가 너무 짧아 오후 8시쯤이 되면 나도 모르게 짜증이 나기도 한다. 사실 이게 단순히 짜증이 나는 것으로 끝나는 것이 아니다. 어쩌다 한두 번 늦잠을 자는 것은 일시적으로 피로회복에 도움을 줄 수 있지만, 사실 수면은 양으로 승부하는 것이 아니다.

물론 주중에 잠이 너무 부족한 경우 즉각적인 회복을 위해 수면량을 채우는 것이 좋다. 하지만 오전 9시가 지나서 일어나는 것은 인간의 본능 중 하나인 수면주기를 방해하는 것이기 때문에 장기적으로는 큰 도움이 안 된다. 몸은 분명히 피곤한데 침대에만 누우면 눈이 말똥말똥해지는 불상사가 생긴다.

단순히 많이 자는 것이 아니라 짧게라도 깊은 잠을 자는 게 중요하다. 흔히 꿀잠이라 이야기하는 깊은 잠이 중요한 것이다. 깊은 잠을 자는 동안 우리의 뇌는 느린 파동 뇌파를 방출하는데 이때가 신체와 뇌의 회복에 필수적이다. 이 단계에서 우리 몸은 가장 효과적으로 휴식을 취하고, 성장호르몬이 분비되어 신체의 재생 과정이 일어난다. 성장호르몬은 근육의 회복, 조직의 재생, 그리고 에너지 수준의 복원에 필수적이다. 또한, 깊은 잠은 심혈관 건강을 개선하고, 면역 체계를 강화하는 데 도움을 준다. 연구에 따르면, 충분한 수면을 취하지 못하는 사람들은 심장 질환과 뇌졸중의 위험이 더 높다고 한다.

깊은 잠은 정신 건강에도 긍정적인 영향을 미친다. 수면은 우리의 정서 조절, 스트레스 관리, 그리고 기분 조절에 중요한 역할을 한다. 수면 부족은 우울증, 불안 장애, 그리고 기타 정신 건강 문제의 위험을 증가시킨다. 잠을 충분히 자면, 우리는 더 긍정적이고 평온한 상태를 유지할 수 있으며, 일상적인 스트레스에 대처하는 능력도 향상된다.

깊은 잠은 인지 기능과 기억력 향상에 도움이 된다. 수면 중에는 뇌가 활동적으로 기억을 정리하고, 새로운 정보를 통합하는 과정을 거친다. 이는 학습 능력을 개선하고, 기억력을 강화하는 데 중요하다. 잠을 충분히 자지 못하면, 주의 집중력, 문제 해결 능력, 그리고 창의력이 저하될 수 있다. 숙면은 뇌가 효율적으로 작동하게 하여, 매일 업무와 학습에 필수적인 인지적 기능을 지원한다.

또 깊은 잠은 체중 관리에도 도움이 된다. 대부분의 비만한 사람들은 늦은 시간까지 깨어 있다. 이는 식욕을 조절하는 호르몬의 불균형을 초래할 수 있으며, 이는 과식과 체중 증가로 이어질 수 있다. 또 앞서 언급한 성장호르몬의 생성에 드는 에너지가 바로 저장된 지방을 태워서 만들어지는 것이기 때문에 깊은 잠은 지방을 태우는 효과가 있다.

이렇듯 깊은 잠의 효과는 다양하고, 우리의 신체적, 정신적 건강에 깊은 영향을 미친다. 충분한 수면을 취하는 것은 건강한 생활 방식의 중요한 부분이며, 매일의 활동과 행복을 위한 기반을 마련한다. 따라서 숙면의 중요성을 인식하고, 좋은 수면 습관을 개발하는 것은 우리 삶의 질을 향상시키는 데 크게 기여할 것이다.

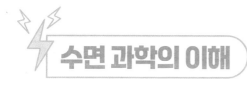

수면 과학의 이해

수면에 대해 조금 더 이해하고 있으면, 스스로 수면 환경을 자신의 상황에 맞게 최적화하는 전략을 세우고, 잠들기 전 루틴을 습관화할 수 있다. 실용적인 도움이 되는 정도의 수면 과학을 간단히 살펴보자. 우리에게 잠이 오는 신체 기능적인 이유와 4단계에 걸친 수면의 단계를 이해한다면, 지금보다 수면의 질을 높일 수 있을 것이다.

잠이 오는 이유

수면은 우리 몸의 두 가지 주요 시스템 간의 상호 작용에 의해 조절되는 복잡하고 역동적인 과정이다. 두 가지 시스템은 배꼽시계라 불리는 서카디안 리듬(일주기 리듬)과 수면-각성의 항상성 조절 과정이다.

서카디안 리듬은 우리 몸이 생명 활동에 필수적인 체온, 수면과 각성, 호르몬의 분비에 일정한 주기를 가지고 있는 것을 말한다. 밤인지 낮인지 전혀 알 수 없는, 아무런 자극이 없는 깜깜한 방안에 살아도 사람들이 주기적인 사이클이 있다는 이야기이다. 이 자연스러운 내부 시스템은 수면-각성 주기, 호르몬 분비, 체온, 신진대사 및 기타 필수 과정을 포함한 신체 기능을 조정한다.

약간의 문제가 있다면 완전히 24시간이 아니고 24.18시간이라는 점이다. 이 때문에 우리는 24시간 주기의 사회생활에 적응하기 위해 매일 리셋 버튼이 필요하다. 과학자들은 우리 뇌에는 외부 자극에 의해 사이클을 새로 시작하게 만드는 스위치가 있다는 것을 발견했다. 우리 뇌에서 이 스위치를 리셋하고 리듬을 동기화할 수 있는 외부 자극을 자이트게버(Zeitgeber)라고 한다.

가장 중요한 자이트게버는 빛과 어둠의 인식이다. 우리 뇌 속에는 외부 자이트게버의 자극을 인식하는 시상하부핵(SCN)이 있고, 이 기관에서 시신경을 통해 들어온 빛 자극을 인식하여 그에 따라 신체 내부 시계를 조정한다. 눈의 망막으로부터 빛 입력을 받아 내부 시계를 외부 환경과 동기화하는 데 도움을 준다. 시상하부핵은 뇌와 신체의 다양한 부위에 신호를 보내 호르몬 분비, 체온, 수면-각성 패턴을 조절한다.

현대 사회에서 가장 큰 허들은 스마트폰의 블루라이트이다. 낮에는 자연광에 노출되면 멜라토닌 생성이 억제되어 각성을 촉진한다. 저녁에는 빛에 노출되는 양이 줄어들면서 멜라토닌 생성이 증가하여 신체가 수면을 준비하라는 신호를 보낸다. 그런데 이 과정에서 디지털 기기에서 나오는 블루라이트와 같은 인공조명은 멜라토닌 생성을 방해하고 자연스러운 수면-각성 주기를 방해하여 몸과 정신은 피로한데, 잠은 오지 않는 신기한 경험을 하게 만든다.

빛과 어둠의 주기 외에 식사를 포함한 규칙적인 일상생활도 외부 자이트게버가 될 수 있다. 야간 근무를 하는 사람들은 보통 낮에 자고 밤에 일하는데, 그 자체를 규칙적으로 한다면 일주기 리듬이 안정적으로 되는 이유이기도 하다.

불규칙한 수면 패턴은 일주기 리듬을 방해하여 수면 장애, 수면의 질 저하 및 기타 건강 문제를 일으킬 수 있다. 교대 근무, 시차, 사회적 시차(사회적 의무와 자연스러운 수면-각성 주기 사이의 불일치) 등 특정 생활습관 요인도 생체 리듬에 영향을 미칠 수 있다. 이러한 요인은 일주기 리듬에 혼란을 일으켜 수면 장애, 기분 장애, 다양한 건강 상태의 위험 증가를 초래할 수 있다.

○●○ 수면의 단계

수면은 신체적, 정신적, 정서적 건강을 유지하는 데 중요한 역할을 하는 필수적인 생리적 과정이다. 우리가 잠에 들면 푹 잤다가 일어나는 것이 아니라 일정한 주기를 가지고 뇌파가 바뀌면서 수면의 깊이가 달라지는데, 이를 수면 주기라고 한다. 한 사이클 사이에는 얕은 수면과 깊은 수면이 주기적으로 바뀌며, 그때마다 우리 몸에서는 다른 일이 일어난다.

처음에 과학자들이 잠자는 모습을 관찰할 때, 눈알이 움직이는 시간과 움직이지 않는 시간이 있었다. 그래서 눈알이 움직이는 시기를 급속 안구 운동을 하는 렘수면(Rapid eye movement, REM)과 눈이 안 움직이는 비렘수면(Non-rapid eye movement, NREM)으로 나누었다. 그 이후 연구를 하면서 비렘수면은 3가지 수면 단계(N1, N2, N3)로 나눌 수 있게 되었고, 각 단계는 특정 기능을 수행하고 있다는 것을 알게 되었다.

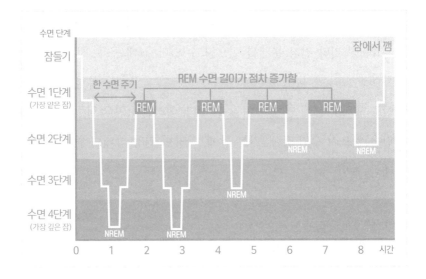

수면 단계

잠들기

수면 1단계
(가장 얕은 잠)

수면 2단계

수면 3단계

수면 4단계
(가장 깊은 잠)

한 수면 주기

REM 수면 길이가 점차 증가함

잠에서 깸

REM   REM   REM   REM

NREM   NREM

NREM

NREM   NREM

0   1   2   3   4   5   6   7   8   시간

수면 1단계는 가장 얕은 잠을 자는 시기로 렘수면이라 한다. 이때는 빠른 안구 운동, 뇌 활동 증가, 생생한 꿈이 특징이다. 이 시기는 기억 통합, 감정 조절 및 인지 처리에 중요한 역할을 한다. 첫 번째 렘수면 단계는 보통 잠들고 약 90분 후에 발생한다.

수면 2단계는 얕은 수면 단계로 비렘수면 1단계이다. 이 단계는 깨어 있는 상태인 각성과 수면 사이의 전환이 일어나며, 신체가 이완되고 심박수와 호흡이 느려지며 근육 활동이 감소한다. 이 단계에서는 쉽게 잠에서 깰 수 있다.

수면 3단계는 깊은 수면 단계로 비렘수면 2단계이다. 이 단계에서는 심박수, 호흡, 근육 활동이 더욱 감소하는 것이 특징이며, 뇌파가 느려진다. 이 단계는 수면 시간의 약 50%를 차지하며 여전히 얕은 수면으로 간주되지만 점점 더 깊어진다.

수면 4단계는 가장 깊은 수면 단계로 비렘수면 3단계, 서파(델타파) 수면 단계라 하며, 현대인에게 가장 중요한 수면 단계이다. 이 단계는 신체가 조직을 복구하고 뼈와 근육을 형성하며 면역 체계를 강화하는 가장 회복력이 높은 수면 단계이다. 이 단계는 신체 회복과 성장에 매우 중요하며 특정 유형의 기억을 통합하는 것과도 관련이 있다.

모든 단계를 포함하는 수면 주기는 밤새 여러 번 발생하며, 일반적으로 각 수면 주기는 약 90분간 지속된다. 비렘수면과 렘수면의 비율은 밤새 변화하며, 초기 주기에는 깊은 수면이 더 많이 일어나고 후기 주기에는 렘수면이 더 많이 일어난다.

깊고 편안한 잠을 위한 전략

○●○ 나만의 잠들기 루틴 만들기

일관된 취침 루틴을 확립하는 것은 수면 효과를 높이고, 스트레스와 피로를 멈추게 하는 가장 중요한 활동이다. 수면 루틴은 우리의 몸과 마음에 잠들기 위한 준비 신호를 보내는 것이다. 이러한 루틴은 일상의 스트레스와 활동에서 벗어나 휴식의 시간임을 알리며, 이는 깊은 수면에 쉽게 도달할 수 있도록 돕는다. 근막 이완 스트레칭, 호흡, 마음 챙김, 따뜻한 목욕, 가벼운 독서 등은 마음을 안정시키고 신체를 이완시키는 대표적인 활동이다.

잠들기 전 루틴은 신체의 내부 시계, 즉 생체 리듬에도 긍정적인 영향을 미친다. 일관된 루틴은 수면과 각성의 자연스러운 패턴을 조절하고, 이는 궁극적으로 신체의 전반적인 기능과 건강에 영향을 미친다. 특히 스마트폰이나 컴퓨터와 같은 전자 기기 사용을 피함으로써, 수면에 방해가 되는 블루라이트 노출을 줄일 수 있다. 이는 멜라토닌의 생산을 방해하지 않고, 더 자연스럽고 편안한 수면을 촉진한다.

잠들기 전 루틴은 정신 건강에도 중요한 역할을 한다. 이 시간을 사용하여 하루 동안의 스트레스와 긴장을 해소하고, 긍정적인 생각이나 감사의 순간들을 반추하는 것은 정신적 안정과 긍정적인 수면 환경을 조성하는 데 기여한다. 이런 심리적 안정은 불안이나 스트레스로 인한 수면 장애를 감소시키며, 심리적으로 편안한 상태에서 잠들 수 있도록 한다.

또한, 잠들기 전 루틴은 심리적 스트레스와 신체적 긴장을 완화하는 데 도움을 준다. 수면 전 활동들은 신체의 이완 반응을 활성화시켜 교감신경계의 고도한 활동을 줄이고 부교감신경계를 활성화한다. 이는 심장 박동수와 호흡을 늦추고 근육 긴장을 완화시켜, 심신의 이완 상태를 조성한다. 이러한 생리적 변화는 수면에 들어가기 전에 신체가 편안한 상태에 이르도록 돕는다.

이 루틴은 개인의 필요와 선호에 맞게 다양하게 조정할 수 있다. 실천할 수 있는 작은 것부터 시작해 보자. 나만의 잠들기 루틴이 습관화가 되면 특별히 노력하지 않아도 스트레스와 피로감이 줄어들게 된다. 이는 신체적, 정신적 회복을 촉진하고, 낮 동안의 에너지와 집중력을 향상시키는 데 중요한 역할을 한다.

○●○ 수면 환경 최적화하기

수면 환경을 최적화하는 것은 깊고 편안한 수면을 유도하는 데 매우 중요하다. 이 과정은 수면 공간의 물리적 설정과 수면 패턴을 방해할 수 있는 기술적 영향의 관리가 모두 중요하다.

물리적 환경으로써, 편안한 매트리스와 베개는 숙면의 기본이다. 올바른 매트리스는 신체의 자연스러운 자세를 지지하고 척추의 정렬을 유지하며 체중을 고르게 분산시켜 압통점이 줄어들고 뒤척임이 최소화된다. 마찬가지로 베개는 목과 척추를 정렬하는 데 중요한 역할을 한다. 매트리스와 베개 선택은 개인의 취향과 수면 자세에 따라 다르다. 양질의 침구에 투자하면 수면의 질을 크게 개선하고 신체적 불편함으로 인한 수면 장애를 예방할 수 있다.

실내 온도, 어둠, 조용함도 중요한 요소이다. 침실의 온도는 수면의 질에 큰 영향을 미칠 수 있다. 일반적으로 18℃(65°F) 정도의 서늘한 방은 수면을 시작하기 위한 필수 단계인 체온을 낮추는 데 도움이 되므로 깊은 수면을 취하는 데 이상적이다.

어둠은 수면-각성 주기를 조절하는 호르몬인 멜라토닌을 생성하도록 뇌에 신호를 보낸다. 소량의 빛도 이 과정을 방해하여 수면의 질을 떨어뜨릴 수 있다. 또 나도 모르게 인상을 쓰게 되어 눈가 주름이 악화된다. 암막 커튼은 가로등이나 이른 아침 햇빛과 같은 외부 광원을 차단하는 효과적인 방법이다.

조용함도 마찬가지로 중요하다. 소음은 깊은 수면 단계로의 전환을 쉽게 방해할 수 있다. 시끄러운 환경에서 생활하는 사람들에게는 귀마개가 간단하면서도 효과적인 해결책이 될 수 있다. 또는 백색 소음기를 사용하면 차분하고 일관된 소리로 방해가 되는 소리를 막을 수 있다.

기술적 영향 면에서, 블루라이트의 영향을 이해하고 관리하는 것이 중요하다. 스마트폰, 태블릿, 컴퓨터에서 방출되는 블루라이트는 수면에 해로운 영향을 미칠 수 있다. 블루라이트는 멜라토닌 생성을 방해하여 잠들기 어렵게 만든다. 저녁에 화면 빛에 장시간 노출되면 자연스러운 수면-각성 주기를 방해하여 잠들기 어렵고 수면의 질이 저하될 수 있다.

화면 사용 시간 줄이기는 중요한 습관이다. 블루라이트의 영향을 줄이려면 잠자리에 들기 최소 1시간 전에는 화면 사용 시간을 줄이는 것이 좋다. 이러한 습관은 뇌가 긴장을 풀고 잠을 잘 수 있도록 몸을 준비하는 데 도움이 된다. 잠자리에 들기 1시간 전에는 이메일이나 소셜 미디어를 확인하거나 뇌를 각성시킬 수 있는 자극적인 화면 활동을 하지 않도록 한다.

스마트폰을 보는 시간을 다른 활동으로 대체하는 것도 수면에 도움이 될 수 있다. 책을 읽거나, 가벼운 스트레칭이나 요가를 하거나, 명상을 하는 것이 좋다. 이러한 활동은 블루라이트 노출을 피할 뿐만 아니라 이완을 촉진한다. 차분한 음악이나 오디오북을 듣는 것도 좋은 대안이 될 수 있다.

○○●○ 멜라토닌 호르몬과 영양제 활용하기

멜라토닌은 숙면을 촉진하는 역할을 하는 호르몬으로, 우리 몸의 생체 시계와 밀접하게 연결되어 있다. 이 호르몬은 뇌의 송과체에서 생성되며, 빛의 양에 따라 그 분비가 조절된다는 것이 과학적으로 입증되어 있다. 낮 시간에는 자연광 또는 인공조명의 영향으로 멜라토닌의 분비가 억제되지만, 밤이 되면 멜라토닌의 분비가 증가하여 우리 몸을 수면 상태로 이끄는 역할을 한다.

멜라토닌의 생성 과정에는 트립토판이라는 필수 아미노산이 매우 중요한 역할을 한다. 우리 몸은 트립토판을 자연적으로 생성할 수 없기 때문에, 이 아미노산은 음식을 통해 섭취해야 한다. 트립토판이 풍부한 식품으로는 칠면조, 닭고기, 치즈, 견과류, 두부 등이 있다. 이 아미노산은 우리 몸에서 여러 단계의 화학 반응을 거쳐 멜라토닌으로 변환된다.

첫 번째 단계에서 트립토판은 5-하이드록시트립토판(5-HTP)으로 변환된다. 5-HTP는 뇌에서 세로토닌으로 전환된다. 세로토닌은 우리 기분, 감정, 수면 등을 조절하는 데 중요한 신경전달물질이다. 뇌에서 세로토닌은 다시 멜라토닌으로 변환된다. 이 변환은 주로 해가 저물면서 일어난다. 이렇게 생성된 멜라토닌은 우리 몸의 수면-각성 주기를 조절하는 데 중요한 역할을 한다.

이 과정을 통해, 트립토판에서 시작하여 멜라토닌이 생성되는 일련의 화학적 변화는 우리 몸의 수면 주기와 밀접하게 연결되어 있다. 트립토판과 이로부터 파생되는 화합물들의 올바른 대사는 건강한 수면 패턴을 유지하는 데 필수적이다.

수면에 영향을 미치는 또 다른 물질로는 GABA(감마-아미노부티르산)와 테아닌이 있다. GABA는 뇌의 과도한 신경 활동을 억제하여 긴장과 스트레스를 완화시킨다. 즉 GABA는 뉴런 사이의 통신을 조절하여 신경계의 과잉 반응을 줄이고, 이로 인해 이완 상태를 촉진한다. 이러한 효과는 특히 수면 전 긴장감을 줄이고, 수면의 질을 향상시키는 데 기여한다.

테아닌은 녹찻잎에서 주로 발견되는 아미노산으로, 신경계의 이완을 촉진하고 뇌의 화학적 균형을 조절하는 역할을 한다. 이 물질은 알파 뇌파를 증가시켜 이완 상태를 유도하고, 동시에 베타 뇌파(긴장과 불안과 관련된)를 감소시킨다. 이러한 뇌파의 변화는 더 편안하고 질 좋은 수면으로 이끌며, 특히 스트레스와 불안으로 인한 수면 장애에 효과적이다. 또한, 테아닌은 신경전달물질인 세로토닌과 도파민의 활동을 조절하여 기분을 개선하고, 스트레스 반응을 감소시키는 데 도움을 준다. 이런 과정을 통해 테아닌은 신경계를 진정시키고, 수면의 질을 개선하는 데 기여한다.

5장

시간을 내 편으로
_효과적인 시간 관리

시간 관리의 마법 | 효율성 향상 기술

시간 관리는 삶의 질을 향상시키고 효율성을 높이는 데 중요한 역할을 한다. 우리는 모두 하루에 24시간을 가지고 있지만, 이 시간을 어떻게 사용하는지에 따라 그 결과는 크게 달라진다. 시간 관리의 마법을 통해, 우리는 더 많은 일을 더 적은 시간에 할 수 있으며, 여유로운 삶을 즐길 수 있다.

시간 관리의 핵심은 우선순위를 설정하는 것이다. 우리의 일과 생활 중 무엇이 가장 중요한지 파악하고, 그것에 시간을 할당하는 것이 중요하다. 이를 위해 할 일 목록을 작성하고, 각 항목에 우선순위를 매기는 것이 도움이 된다. 또한, 중요하지 않은 일에 너무 많은 시간을 소비하지 않도록 주의해야 한다.

효과적인 시간 관리를 위해서는 계획을 세우는 것이 필수적이다. 하루나 일주일 단위의 계획을 세워서 각 활동에 소요될 시간을 추정하고, 이에 따라 일정을 조정한다. 계획을 세울 때는 실현 가능하고 유연성을 갖춘 계획을 세우는 것이 중요하다. 예상치 못한 상황에 대비하여 계획에 여유를 두는 것도 중요하다.

시간 관리에는 집중력을 향상시키는 것도 포함된다. 작업 중에는 방해 요소를 최소화하고, 한 가지 일에 집중하는 것이 중요하다. 예를 들어, 업무를 수행할 때는 핸드폰을 멀리 두거나 전원을 꺼서 차단하고, 집중력을 높일 수 있는 환경을 만든다.

효율성을 높이기 위해서는 휴식의 중요성을 이해해야 한다. 연속적으로 일하는 것보다 짧은 휴식 시간을 가지는 것이 장기적으로 더 효율적이다. 휴식 시간은 우리의 뇌가 재충전하고, 더 창의적이고 생산적으로 일할 수 있도록 도와준다.

마지막으로, 시간 관리에는 목표 달성을 위한 검토와 조정이 포함된다. 주기적으로 자신의 일정과 성과를 검토하고, 필요한 경우 계획을 조정해야 한다. 이 과정을 통해, 우리는 무엇이 효과적이었고 무엇이 개선될 필요가 있는지 파악할 수 있다.

효과적인 시간 관리는 단순히 일정을 관리하는 것을 넘어서, 우리의 삶을 더욱 풍요롭고 생산적으로 만든다. 이를 통해 우리는 중요한 것에 더 많은 시간과 에너지를 할애할 수 있으며, 삶의 질을 크게 향상시킬 수 있다. 시간 관리의 마법을 익히고 실천함으로써, 우리는 더 많은 것을 이루고, 더 만족스러운 삶을 살 수 있을 것이다.

피로와 스트레스를 줄이는 시간 관리

필자는 여러 번 진로를 바꾸면서 하고 싶은 일을 찾아간 케이스이다. 그래서 고등학생 때부터 40대인 지금까지 누구보다 치열하게 자기 계발과 시간 관리에 대해 공부하고, 실제 생활에 접목하면서 여러 시간 관리 전략을 융합해서 나만의 방법을 찾아갔다. 20년 넘는 세월 동안 다양한 시간 관리 이론을 삶에 적용해 본 결과, 어느 하나 불변의 전략은 없다는 것을 알았다. 그럼에도 대부분의 삶에서 자기 계발과 건강 관리 측면 모두에 꽤 효과적이었던 몇 가지 전략들이 있어 소개하고자 한다.

○●○ 계획하고 준비할 때 필요한 전략

장을 보러 갈 때 무엇을 살지 정하고 가면 샀어야 했는데 깜박하고 안 사고 온 물건이 없을 뿐 아니라, 쓸데없는 것을 사지 않게 되어 과소비도 막을 수 있다. 여행도 마찬가지이다. 계획을 짜고 준비를 해서 떠난 여행은 한정된 여행 기간을 더 풍요로운 기억으로 채울 수 있다. 아주 작은 장보기부터 내 인생을 살아내는 거대한 일까지 무엇이든 가장 중요한 첫 단계는 계획하고 필요한 것들을 준비하는 것이다. 이때 중요한 것은 한정된 시간에 우선순위에 따라 일을 하는 것이다.

종종 할 일 목록에 누락되어 시간 활용에 문제가 되는 경우가 있다. 준비 시간, 이동 시간, 그리고 디지털 체류 시간이다. 따라서 처음 시작할 때는 할 일 목록 외에도 평소 하는 거의 모든 일을 현실적으로 기록하는 것이 필요하다.

또 취미나 오락, 마음챙김이나 수면 시간 등은 배제하지 않고 적절하게 할당해야 한다. 할 일 목록에서 우선순위를 정하는데 필자에게 도움이 되었던 몇 가지 이론적 툴을 소개한다.

✳ 아이젠하워 매트릭스

아이젠하워 매트릭스는 미국의 제34대 대통령인 드와이트 아이젠하워의 이름을 따서 명명되었다. 이 도구는 아래와 같이 우선순위를 정하기 위해 일을 네 가지 영역으로 분류한다.

급하고 중요한 일	중요하지만 급하지 않은 일
이 일들은 당장 처리해야 하며, 일반적으로 긴급한 문제와 관련이 있다.	이 일들은 계획을 세워 천천히 처리할 수 있는 일들이다. 대개 중요한 장기 목표 달성을 위한 전략적 계획이나 관계 구축 등이 포함된다.
급하나 중요하지 않은 일	급하지도 중요하지도 않은 일
이 일들은 주의를 산만하게 할 수 있으며, 다른 사람의 요청이나 예상치 못한 일 등이 이에 해당한다. 가능한 한 이 일들을 다른 사람에게 위임하거나, 처리 순위를 낮춰야 한다.	이 일들은 시간 낭비일 가능성이 높으며, 일반적으로 개인적인 취미나 오락 등에 해당된다. 이런 일들에 너무 많은 시간을 할애하지 않아야 한다.

예를 들어, 당신이 한 회사의 팀장이라고 가정해 보자. 다음과 같은 작업 목록이 있다.

[긴급한 보고서 작성, 팀 회의 참석, 동료의 메일에 답장하기, 휴가 계획 세우기]

아이젠하워 매트릭스에 따라 이 작업들을 분류하면 다음과 같다.

급하고 중요한 일	중요하지만 급하지 않은 일
긴급한 보고서 작성, 팀 회의 참석	휴가 계획 세우기
급하나 중요하지 않은 일	급하지도 중요하지도 않은 일
동료의 메일에 답장하기	없음

✳ ABCDE 방법

　ABCDE 방법은 시간 관리와 우선순위 설정 기법 중 하나로, 작업을 중요도에 따라 다섯 가지 카테고리로 분류하는 것이다.

　이 방법은 브라이언 트레이시가 제안한 기법으로, 다양한 작업을 효과적으로 관리할 수 있는 장점이 있고, 아이젠하워 매트릭스보다 일일 계획에 적합하다.

　ABCDE 방법은 다음과 같은 과정으로 이루어진다.

> 작업 목록 작성 : 수행해야 할 작업 목록을 작성한다.

> 작업 분류 : 각 작업을 다음과 같이 A부터 E까지의 카테고리로 분류한다.
>
> Ⓐ 매우 중요한 일로, 미처리 시 심각한 결과가 발생할 수 있는 작업
> Ⓑ 중요한 일로, 미처리 시 불편함이나 약간의 문제가 발생할 수 있는 작업
> Ⓒ 일반적인 일로, 미처리 시 큰 영향이 없는 작업
> Ⓓ 위임할 수 있는 일로, 다른 사람에게 맡길 수 있는 작업
> Ⓔ 삭제할 수 있는 일로, 처리하지 않아도 되는 작업

> 작업 순서 세우기 : 각 카테고리 내에서도 중요도 순으로 작업을 정렬한다.
> 예를 들어 A1, A2, B1, B2 등과 같이 구분할 수 있다.

> 작업 시작 : 가장 중요한 A 카테고리의 작업부터 순차적으로 처리한다.
> A 카테고리 작업이 완료된 후에 B 카테고리 작업으로 넘어간다.

예를 들어, 사무실에서 일하는 경우 아침에 출근하여 다음과 같은 작업 목록을 적어본다.

[점심 전까지 제출해야 하는 보고서 마무리, 오후 회의 참석, 이메일 확인 및 답장, 문서 정리, 책상 정리, 아이 유치원 준비물 주문, 관리비 송금, 치마 쇼핑하기]

A1 : 보고서 작성 / A2 : 아이 유치원 준비물 주문
  └→ 결과가 중요하고 기한이 있음

B1 : 회의 참석 → 팀 내 의사소통에 중요하지만, 결과에 큰 영향 없음

B2 : 관리비 송금 → 이번 달 내로 송금하는 것이 중요하며, 아직 기간이 남아 있어 오늘 안 해도 결과에 큰 영향 없음

C : 이메일 확인 및 답장 → 일상적인 업무로 큰 영향 없음

D : 문서 정리 → 다른 팀원에게 위임 가능한 업무

E : 책상 정리, 치마 쇼핑하기 → 현재 상황에서 삭제 가능한 업무

현실에서는 계획할 시간이 시간 낭비처럼 느껴질 수도 있다. 하지만 미리 계획하는 시간이 없으면 보통 책상 정리나 치마 쇼핑으로 시간을 쓰다가 보고서 작성 시간이 부족해 완성도가 떨어지거나 귀한 수면 시간이 방해받게 된다.

✳ SMART 전략

해야 할 일을 나열하고 우선순위를 정할 때 객관적인 기준이나 목표가 있는 것이 중요하다. 이를 위해 필자가 활용하는 것이 SMART 전략이다. 시작은 경영 관리에서 언급되었지만, 개인의 건강 관리, 시간 관리에도 충분히 적용 가능하며 효과적이다.

S 구체적	목표는 명확하고 잘 정의되어 있어야 달성해야 하는 것이 무엇인지 정확히 알 수 있다. 여기에는 누가, 무엇을, 어디서, 언제, 왜 달성해야 하는지에 대한 답변이 포함된다.
M 측정 가능	목표에는 진행 상황을 추적하고 목표 달성 시점을 판단할 수 있는 구체적인 기준이 있어야 한다. 여기에는 숫자, 백분율 또는 기타 가시적인 측정 값을 사용할 수 있다.
A 달성 가능	목표는 사용 가능한 리소스와 잠재적인 제약을 고려하여 현실적이고 달성 가능한 것이어야 한다. 지나치게 야심 찬 목표를 설정하면 사기를 떨어뜨리고 실패로 이어질 수 있다.
R 관련성	목표는 전반적인 성공에 기여할 수 있도록 보다 광범위한 목표 또는 가치와 일치해야 한다.
T 시간 제한	목표에는 구체적인 완료 기한이나 기간이 있어야 하며, 이는 긴박감을 조성하고 책임감을 고취하는 데 도움이 된다.

SMART 프레임워크를 목표 설정에 적용하면 집중력, 동기 부여, 성공 가능성을 높일 수 있다. 예를 들어, 스마트폰을 과사용하면서 스트레스와 수면 부족으로 고생할 때 다음과 같은 SMART 프레임워크를 기준으로 목표를 세우면 도움이 된다.

S 구체적	인스타그램과 유튜브 화면 사용 시간을 줄여 수면 문제와 남과 비교하면서 생기는 스트레스를 개선하고 나만의 일상생활에 더 집중한다.

M 측정 가능	업무와 관련이 없는 스크린 타임을 하루 최대 1시간으로 줄이겠다.

A 달성 가능	현재 업무와 관련 없는 스크린 타임을 하루에 3시간 사용하고 있으므로, 하루 1시간으로 줄이는 것은 현실적이고 달성 가능한 목표이다.

R 관련성	화면 사용 시간을 줄이면 다른 활동에 집중하고, 정신 건강을 개선하며, 친구 및 가족과의 관계를 개선하는 데 도움이 될 것이다.

T 시간 제한	나는 향후 30일 이내에 이 목표를 달성할 것이다.

SMART 목표 진술 결합

"나는 수면 건강과 남과 비교하면서 생기는 불필요한 스트레스를 개선하고 일상생활에 더 집중하기 위해 업무와 관련이 없는 스크린 사용 시간을 하루 최대 1시간으로 줄여 향후 30일 이내에 이 목표를 달성하겠다."

○●○ 실행에 옮길 때 집중을 도와주는 전략

※ 포모도로 기법

포모도로 기법은 시간 관리 기술 중 하나로, 필자가 가장 많이 활용한 방법이다. 이 기법은 일정 시간 동안 일을 집중적으로 수행한 뒤, 짧은 휴식 시간을 갖는 것을 반복하는 방식이다. 포모도로 기법은 특히 시험이나 마감일이 있는 작업에 유용해서 다양한 관련 상품도 판매되고 있다. 15분이나 30분 단위로 시간을 측정해 주는 토마토 모양 타이머나 모래시계가 포모도로 기법을 적용할 때 도움이 된다. 책상 위 아기자기한 굿즈를 좋아하는 사람이라면 분명히 잘 적응해서 집중력과 생산성이 높아지는 효과를 느낄 것이다.

> 작업 목록 작성 : 수행해야 할 작업 목록을 작성한다.

> 타이머 설정 : 타이머를 25분으로 설정한다. 이 기간을 '포모도로'라고 부른다.

> 작업 시작 : 타이머가 끝날 때까지 스마트폰을 덮어두고 집중해서 작업을 수행한다.

> 짧은 휴식 : 25분의 작업 후, 5분 동안 휴식을 취한다.

> 반복 : 위 과정을 반복하며, 4개의 포모도로를 완료하면 긴 휴식을 갖는다.
> 보통 긴 휴식은 15~30분 정도로 설정되는데, 가능하면 스마트폰을 보지 않고 스트레칭이나 산책을 하는 것이 도움이 된다.

포모도로 기법은 작업에 집중하게 하여 생산성을 높이고, 규칙적인 휴식 시간을 통해 피로도를 줄이는 효과가 있다. 예를 들어, 학생이 시험 기간 동안 공부 계획을 세울 경우, 포모도로 기법을 사용하면 다음과 같이 공부할 수 있다.

과목별로 학습할 내용을 정리하고 작업 목록 작성

▼

타이머를 25분 설정하고 스마트폰을 덮어두고 공부 시작

▼

25분 동안 집중하여 공부한 후, 5분 휴식

▼

위 과정을 반복하며, 4개의 포모도로를 완료한 후 15~30분 긴 휴식

▼

다음 과목으로 이동하여 같은 과정 반복

포모도로 기법은 집중력이 낮고 책상에서 소소하게 딴짓을 하는 필자에게 매우 효과적인 방법이었다. 만약 활용할 의사가 있다면, 효과적으로 사용하기 위해 필자가 제안하는 몇 가지 조언을 염두에 두길 바란다. 가장 중요한 것은 포모도로 시작 전에 미리 충분히 계획을 세우고, 환경을 정리하고, 필요한 자료를 준비하는 것이다. 충분한 준비 없이 일단 시작하게 되면 업무를 하는 중에 갑자기 더 중요하고 급한 일이 생각 나서 이것저것 멀티태스킹처럼 하다가 마무리를 못 하는 일이

생긴다. 따라서 앞서 소개한 아이젠하워 매트릭스나 ABCDE 기법을 통해 수집과 우선순위를 평가하고 계획할 시간을 보내야 한다.

그 외에도 다양한 시간 관리 기법이 존재하는데, 보통 다음과 같은 요소들이 공통적으로 포함되어 있다. 이 요소들을 인지하고 다양한 시간 관리 전략을 생활에 적용하면 스트레스와 피로가 줄어들 것이다.

☀ 명확한 목표 설정

단기 및 장기 목표를 명확하게 설정하는 것부터 시작해야 한다. 장기 목표는 더 작고 관리하기 쉬운 작업으로 세분화하여 달성 가능한 단기 목표로 쪼갠다. 이렇게 하면 방향 감각이 생기고 중요한 일에 집중하는 데 도움이 된다.

☀ 작업 우선순위 정하기

완료해야 할 가장 중요한 작업을 파악하고 그 중요도와 긴급성에 따라 우선순위를 정한다. 아이젠하워 매트릭스나 ABCDE 방법과 같은 우선순위 지정 방법을 활용해 보자.

☀ 일정 만들기

일일, 주간 또는 월간 일정을 만들어 작업에 시간을 할당한다. 각 작업에 소요되는 시간을 현실적으로 파악하고 휴식과 개인 시간을 일정에 포함한다.

✳ 마감일 설정

특별한 마감이 없는 일이라 하더라도 나만의 작업 마감일을 지정해 적시에 완료할 수 있도록 해 보자. 또 마감일이 있는 작업이라면 실제 마감일 이전에 나만의 마감일을 정하여 미리 할 수 있도록 조정하자. 시간 스트레스는 쪼개서 감당하지 않으면, 실제 마감일에 엄청난 육체적, 정신적 스트레스와 피로를 경험하게 될 것이다.

✳ 멀티태스킹과 방해요소 피하기

멀티태스킹은 생산성을 떨어뜨리고 스트레스와 피로만 증가할 뿐이다. 한 번에 한 가지 작업에 온전히 집중하고 잘 마무리하고 또 다음 작업으로 넘어가야 한다. 알림이나 앱의 푸시를 끄고, 가족이나 동료와 경계를 설정하여 당면한 작업에 집중할 수 있도록 한다. 이때 포모도로 시계나 모래시계를 활용해서 제한 시간을 두면 효과적이다.

✳ 거절하는 법 배우기

너무 많은 작업이나 약속으로 자신에게 과부하가 걸리지 않도록 해야 한다. 나의 상황과 체력에 맞는 업무량을 현실적으로 파악하고 불필요한 스트레스를 유발하거나 우선순위를 방해할 수 있는 요청에 대해 정중하게 거절하자.

☀ 작업 위임

선택권이 있다면 다른 사람에게 작업을 위임해 보자. 이렇게 하면 업무량을 관리하고 스트레스를 줄이는 데 도움이 될 수 있다.

단, 위임을 할 때 두 가지 주의할 점이 있다. 하나는 노력해서 성취해야 내 실력이 되는 시간과 노력이 필요한 일을 위임해서는 안 된다. 둘째, 위임을 받는 입장에서도 이 일을 할 때 금전적이든 경험치의 상승이든 어떤 리워드가 있어야 한다. 상대방의 이득을 고려하지 않고 위임을 하면 좋은 관계가 지속되기 어렵다.

☀ 휴식 시간 갖기

집중력과 생산성 향상에 도움이 된다. 하루 중 짧은 휴식 시간을 계획해 휴식을 취하고 재충전하자. 휴식 시간 동안 심호흡이나 명상과 같은 이완 기술을 연습하면 피로감이 더 줄 것이다.

☀ 검토 및 조정

정기적으로 시간 관리 전략을 검토하고 필요에 따라 조정해야 한다. 이렇게 하면 목표를 달성하는 데 도움이 되고 스트레스 관리에 효과적인 접근 방식을 유지할 수 있다.

○●○ 디지털 기기 현명하게 사용하기

일일 테크 스케줄을 만드는 것은 정신 피로를 줄이고 뇌의 역노화에 가장 필수적인 단계이다. 즉, 하루 중 스마트폰, 태블릿, 컴퓨터 등의 기기를 사용할 수 있는 특정 시간을 정해 보는 것이다.

먼저 업무, 여가, 커뮤니케이션 등 스마트폰 사용의 주요 범주를 파악한 다음 각각에 대해 구체적인 시간을 할당하는 것이다. 언뜻 듣기에는 검토하는 시간이 더 든다고 느낄 수 있다. 하지만 조금만 실천한다면 꽤 많은 스트레스와 정신적 긴장으로부터 해방되는 느낌을 받을 것이다.

우스갯소리로 카카오톡 답을 1초 만에 하면 책상에 앉아서 공부를 하거나 일을 하는 경우라고 이야기한다. 그런데 공부나 일을 하면서 메신저에 일일이 답을 하는 사람이 공부나 일을 잘하기는 어렵다. 급한 용무라면 당연히 전화가 올 것이므로 공부를 하거나 일을 할 때는 PC 카카오톡 메신저는 잠시 로그아웃해 놓자.

또 중요한 것이 있다. 휴식 중에 스마트폰을 보지 않는 것이다. 휴식 시간에는 눈을 쉬게 하고, 스트레칭을 하고, 디지털 기기 사용 이외의 활동을 해 보자. 더 중요한 것은 잠들기 전에 스마트폰 보는 시간을 최소화하려고 노력하는 것이다.

물론 삶은 예측할 수 없으며 때로는 일정을 조정해야 할 수도 있다. 하지만 계획을 세우면 생각 없이 몇 시간 동안 스마트폰을 보면서 시간을 보내는 실수는 줄일 수 있다.

○●○ 양보다 질에 우선순위를 두기

화면 사용 시간의 총량을 제한하는 것도 중요하지만, 기술을 사용하는 시간의 질에 초점을 맞추는 것도 중요하다. 스마트폰 사용 시간을 배정할 때 가능하면 삶을 향상시키고 나의 삶의 목표에 도움이 되며, 다른 사람들과 긍정적인 관계를 형성할 수 있는 방식으로 사용하는 것을 목표로 해 보자. 무의미하게 스크롤하거나 지나고 나면 아무 기억에 남지 않는 소위 눈팅에 과도한 시간을 소비하지 않도록 하자. 같은 시간을 하더라도 더 양질의 사용이 되는 몇 가지 팁이 있다.

✳ 디바이스 사용 목적 명확히 하기

디바이스를 사용하기 전에 어떤 용도로 사용하는지 스스로에게 물어보자. 이 한 과정이 추가됨으로 한 번 더 생각하고 사용할 수 있게 된다. 이렇게 하면 추천 영상에 몰입되어 나도 모르게 비교하게 되거나 충동구매하는 일이 줄어든다.

☀ 특정 앱이나 플랫폼을 제한된 시간 동안만 사용하기

잠시 시간이 나 유튜브, 넷플릭스, 인스타그램, 페이스북, 틱톡 등의 앱을 클릭하고 알고리즘 영상을 이것저것 보다가 한두 시간이 순식간에 지나간 경험은 누구에게나 있을 것이다. 그런데 그 시간이 일주일이면 열 시간 가까이 되는 사람도 있다. 그러고는 늘 허둥지둥 바쁘게 지내는 것은 아닌지 생각해 보자.

☀ 멀티가 아닌 모노태스킹

멀티태스킹은 여러 활동을 동시에 수행하는 것을 의미하지만, 이는 종종 생산성 저하와 스트레스 증가를 초래한다. 연구에 따르면, 인간의 뇌는 한 번에 하나의 작업에 더 효과적으로 집중할 수 있으며, 동시에 여러 작업을 처리하려 하면 집중력과 작업의 질이 떨어진다. 또한, 멀티태스킹은 지속적인 작업 전환으로 인해 정신적 피로를 증가시키고 스트레스 수준을 높인다. 따라서, 한 번에 한 가지 일에 집중하는 것이 장기적으로 보다 높은 생산성과 효율성을 가져다줄 수 있다. 이 방식은 작업에 더 깊이 몰입하고 결과의 질을 향상시키는 데 도움이 되며, 정신적 안정감을 제공한다.

☀ 테크 프리 존 만들어보기

집 안의 특정 공간을 스마트폰을 보지 않는 공간인 테크 프리 존으로 지정하면 스크린 타임에 대한 건강한 절제가 가능해진다. 테크 프리 존을 정할 때 의학적으로 가장 적합한 장소는 침실이나 식탁이다. 많은 불면 환자들이 침실에서 스마트폰을 보는 습관 때문에 수면 관리가 잘 되지 않는다. 또 많은 비만 환자들이 식탁에서 먹는 것에 집중하지 않고 스마트폰을 보면서 폭식하게 된다. 또 가족 간 불화나 대화 단절이 있는 환자들의 대부분이 식사 중에 각자 스마트폰을 보는 경향이 있다. 수면, 휴식, 그리고 소통이 필요한 공간은 다소 불편하더라도 테크 프리 존으로 지정하고 완벽히 지키지 못하더라도 최대한 줄이려고 노력해 보자.

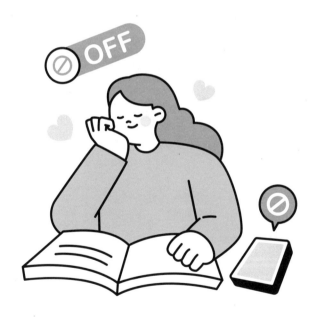

6장

몸의 여유
_근막과 호흡 관리

○●○ 근막이 무엇인가?

근막은 우리 몸 안의 근육, 뼈, 장기를 감싸고 연결하는 매우 중요한 조직이다. 이 조직은 전체적인 신체 구조와 기능을 유지하는 데 필수적인 역할을 한다. 근막은 연속적인 구조로 되어 있어, 신체의 한 부위에 영향을 미치면 다른 부위에도 영향을 줄 수 있다. 근막은 두 가지 주요 유형으로 나뉘는데, 표면 근막과 심층 근막이 그것이다.

표면 근막은 피부 바로 아래에 위치하며, 근육과 다른 조직 사이의 움직임을 돕는다. 이 근막 층은 신체의 유연성과 이동 범위에 직접적인 영향을 미친다. 반면, 심층 근막은 근육, 뼈, 장기를 더 깊게 감싸고 있으며, 이들 구조물의 보호와 지지 역할을 한다. 심층 근막은 또한 신체의 힘과 안정성을 제공하는 데 중요하다.

근막의 건강이 나빠지면 이동성 제한, 근육 통증, 장기 기능 저하와 같은 문제가 발생할 수 있다. 이는 근막이 신체의 다양한 부위를 연결하고 지지하기 때문이다. 예를 들어, 한 부위의 근막에 문제가 생기면, 그 영향이 신체의 다른 부분으로 전달되어 불편함이나 기능 장애를 일으킬 수 있다.

근막은 또한 신체의 중요한 신경 통로와 혈관이 지나가는 경로를 제공한다. 이로 인해 근막의 건강은 신체의 혈액 순환, 영양소 공급, 그리고 신경 신호 전달과도 밀접하게 연관된다. 건강한 근막은 이러한 신체 기능을 원활하게 유지하는 데 도움을 준다.

결국, 근막의 건강은 전체적인 신체 건강과 밀접한 관련이 있다. 근막이 잘 유지되면 신체의 움직임, 기능, 그리고 전반적인 웰빙이 개선된다. 이는 근막 관리가 단순한 신체적 건강뿐만 아니라 전반적인 삶의 질 향상에도 기여한다는 것을 의미한다.

○●○ 근막의 뻣뻣함과 통증

근막 불균형과 근막 동통 증후군은 신체의 균형과 웰빙에 큰 영향을 미치는 요소이다. 근막 동통 증후군은 근막의 과도한 긴장이나 압력으로 인해 발생하는 통증과 불편함을 나타내는데, 이는 종종 장기적인 스트레스와 피로의 결과로 나타난다.

근막 불균형은 몸의 자세와 움직임에 직접적인 영향을 미친다. 이러한 불균형은 몸의 한 부분에 과도한 압력을 가하거나, 근육의 긴장을 유발하여 통증과 불편함을 야기한다. 그리고 신체의 다른 부위로 긴장과 통증을 전달해 전반적인 신체적 불편함을 초래한다.

근막 동통 증후군은 근육과 근막에 지속적인 압력이 가해질 때 발생한다. 이런 상태는 장기간의 자세 불균형, 반복적인 움직임, 심리적 스트레스 등에 의해 야기될 수 있다. 근막에 지속적인 압력이 가해지면 통증, 강직, 그리고 운동 범위의 제한을 초래한다.

자율신경 스트레스와 피로는 이러한 근막 문제와 밀접하게 연관되어 있다. 장기적인 스트레스와 피로는 근막의 긴장을 증가시키고, 이는 근막의 탄력성을 감소시키며 통증을 유발한다. 자율신경계는 신체의 스트레스 반응을 조절하는데, 지속적인 스트레스가 근막의 긴장과 불균형을 악화시키는 주요 요인이다.

근막 불균형과 근막 동통 증후군은 신체의 자유로운 움직임을 제한하고, 통증과 불편함을 야기하여 일상생활에 부정적인 영향을 끼친다. 따라서, 근막의 건강을 유지하고 관리하는 것은 신체적, 정신적 스트레스와 피로를 줄이고, 전반적인 건강과 웰빙을 개선하는 데 중요하다.

○●○ 근막 노화 멈추기

정기적인 스트레칭은 근막의 건강과 유연성을 증진시키는 데 매우 중요하다. 아침에 일어나자마자 그리고 잠자리에 들기 전에 스트레칭을 하는 것은 하루 동안 근육과 근막이 적절히 이완되고 활성화되도록 돕는다. 이는 몸을 깨우고 에너지 수준을 높이며, 수면 전에는 신체의 긴장을 풀어 숙면을 취하는 데 도움이 된다. 스트레칭은 근막을 부드럽게 하여 신체의 유연성과 이동 범위를 향상시키는 데 기여한다. 정기적인 스트레칭은 근육의 긴장과 통증을 완화하고, 신체의 균형과 조화를 개선하는 데도 중요하다. 따라서, 매일 스트레칭을 하는 것은 전반적인 신체 건강과 웰빙을 증진시키는 간단하면서도 효과적인 방법이다.

근막 이완 운동은 근육과 근막의 긴장을 풀고 혈액 순환을 촉진하는 데 도움이 된다. 폼 롤러나 테니스 볼과 같은 도구를 사용하여 근막을 마사지하고 이완시키는 것은 신체의 긴장된 부위를 타깃으로 하여 통증과 뻣뻣함을 줄일 수 있다. 이러한 이완 운동은 근막이 원활하게 움직이도록 하여 근육의 피로를 줄이고, 혈액 순환을 개선한다. 근막 마사지는 또한 부상의 회복을 촉진하고, 운동 성능을 향상시키는 데도 유용하다.

그런 면에서 요가와 필라테스는 근막의 유연성을 증진시키는 데 도움이 된다. 이들 운동은 천천히 근육과 근막을 늘려주어 이동 범위를 넓히고 긴장을 완화시킨다. 유연한 근막은 신체의 움직임을 개선하고 근육 통증을 줄여준다. 태극권과 발레는 균형 감각을 키우는 데 효과적이다. 이들 운동은 몸의 중심을 잡는 데 필요한 근육을 강화하며, 근막이 전신에 걸쳐 균형 있게 활동하도록 돕는다. 체조는 근막의 강도와 유연성을 동시에 개선하는 데 유용하다. 이러한 운동들은 몸 전체를 사용하여 다양한 동작을 수행하며 근막을 고르게 발달시킨다.

또 적절한 수분 섭취는 근막의 건강을 유지하는 데 중요한 요소이다. 충분한 수분 섭취는 근막의 탄력성을 유지하고, 신체의 유연성과 이동 범위를 향상시킨다. 만약 수분섭취가 부족하면 근막의 유연성과 탄력성이 떨어져 근막이 단단해지고 통증이 악화될 수 있으므로 하루 동안 충분한 양의 물을 마시는 것이 필수적이다. 물은 근육과 근막의 적절한 수분 균형을 유지하며, 신체의 기능을 최적화하는 데 도움을 준다. 또한, 수분은 혈액 순환과 대사 과정을 개선하여 신체의 전반적인 건강을 증진시킨다. 따라서, 하루에 권장되는 양의 물을 꾸준히 마시는 것은 근막 건강을 지키는 데 매우 중요하다.

균형 잡힌 자세를 유지하는 것은 근막의 건강에 필수적이다. 장시간 동안 불균형한 자세로 앉거나 서 있는 것은 근막에 부담을 줄 수 있고, 이는 근육의 긴장과 통증을 유발할 수 있다. 올바른 자세를 유지하는 것은 근막에 가해지는 압력을 줄이고, 근육의 균형을 유지하는 데 도움이 된다. 균형 잡힌 자세는 또한 신체의 전반적인 기능을 향상시키고, 근육의 피로를 감소시킨다. 앉을 때는 등을 곧게 펴고, 서 있을 때는 무게를 균등하게 분산시키는 것이 중요하다. 균형 잡힌 자세를 유지하면 근막이 올바르게 작동하고, 근육과 관절에 부담이 줄어들어 근막의 건강을 유지할 수 있다.

○●○ 근막 역노화를 위한 유연성 및 균형 운동

유연성 및 균형 운동은 건강한 신체를 위해 중요한 역할을 하는 운동 형태이다. 유연성 운동은 근육과 관절의 이동 범위를 증가시키며, 균형 운동은 신체의 안정성과 조정 능력을 향상시킨다. 이러한 운동은 나이가 들면서 자연스럽게 감소하는 신체의 유연성과 균형 감각을 유지하고 개선하는 데 중요하다.

유연성 운동에는 스트레칭과 요가가 포함된다. 스트레칭은 근육을 이완시키고, 근육의 긴장을 완화시키며, 관절의 이동 범위를 넓힌다. 이는 근육의 강직과 통증을 감소시키고, 부상 위험을 줄인다. 요가는 다양한 자세를 통해 유연성뿐만 아니라 균형 감각과 근력도 함께 증진시킨다. 요가는 또한 스트레스 감소와 정신적 안정을 제공하는 효과가 있다.

균형 운동은 신체의 안정성과 조정 능력을 개선한다. 이러한 운동에는 태극권, 필라테스, 밸런스 볼 운동 등이 포함된다. 균형 운동은 중심을 잡는 능력을 향상시키며, 낙상 위험을 줄이는 데 특히 중요하다. 나이가 들면서 균형 감각이 감소할 수 있는데, 이는 낙상과 관련된 부상의 위험을 증가시킨다. 따라서, 균형 운동은 노년기의 건강과 안전을 유지하는 데 중요한 역할을 한다.

유연성과 균형 운동은 또한 신체의 다른 운동 능력을 향상시킨다. 이들 운동은 근육의 조화로운 작동을 촉진하며, 다른 운동 형태의 효과를 극대화한다. 예를 들어, 더 나은 유연성은 근력 운동의 효율성을 높이고, 균형 감각은 유산소 운동 시에 신체 조정을 개선한다.

유연성 및 균형 운동은 정신 건강에도 긍정적인 영향을 미친다. 스트레스 해소, 불안 감소, 그리고 전반적인 기분 개선에 도움을 준다. 스트레칭과 요가는 명상과 연결되어 있으며, 이는 마음을 진정시키고 스트레스와 피로를 감소시킨다.

이러한 유형의 운동은 나이, 체력 수준, 건강 상태와 관계없이 모든 사람에게 적합하다. 유연성과 균형 운동은 부상의 위험이 낮고, 운동

강도를 쉽게 조절할 수 있다. 활력이 넘치는 사람이라면 주 2~3회 정도가 충분할 수 있지만, 스트레스와 피로로 힘들어하고 있다면 마음챙김이나 호흡법과 함께 짧게라도 매일 하는 것이 도움이 된다.

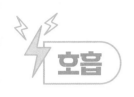
호흡

호흡은 스트레스를 관리하고 이완을 촉진하는 간단하면서도 강력한 도구이다. 의식적으로 호흡을 조절하면 신체의 자연스러운 이완 반응이 활성화되어 부교감신경이 올라가고, 자연스럽게 교감신경이 안정화된다. 이는 우리 몸의 스트레스 호르몬을 낮춰 전반적인 웰빙을 개선할 수 있다.

○●○ 역류성 식도염도 좋아지는 횡격막 호흡 (복식 호흡)

복식 호흡이라고도 하는 횡격막 호흡은 폐 기저부에 위치한 큰 근육인 횡격막을 사용하는 심호흡 기법이다. 횡격막은 가슴과 배를 나누는 가로무늬근육을 말하며 위로는 가슴, 아래로는 배와 구분이 된다. 폐 입장에서는 바닥이 되고, 배 입장에서는 천장이 되는 근육이다.

우리가 숨을 들이마시면 횡격막은 아래로 내려가 폐에 공기가 들어올 수 있게 해 주며, 숨을 내쉴 때는 횡격막은 위로 올라가 폐에 있는 공기가 밖으로 나갈 수 있게 해준다. 또 기침을 하려고 하거나, 구토 또는 배변 활동 시 복압을 증가시키는 역할을 한다.

일상생활에서 호흡은 주로 가슴이 위로 들리면서 얕은 호흡을 하게 되는데, 횡격막을 쓰지 않는 얕은 호흡은 몸의 긴장도를 올린다. 반대로 횡격막을 이용한 복식 호흡은 스트레스를 관리하고 이완을 촉진하며 전반적인 웰빙을 개선하는 데 도움이 된다. 이와 함께 횡격막 근육이 강화되면서 역류성 식도염 증상 개선도 기대할 수 있다.

① 편안한 자세 찾기

의자에 등을 곧게 펴고 발을 바닥에 평평하게 대고 앉거나, 매트나 침대에 누워 편안한 자세를 찾아보자. 그리고 한 손은 가슴에, 다른 한 손은 복부에 올려놓는다.

② 몸 이완하기

잠시 시간을 내어 어깨, 목, 얼굴의 긴장을 풀어 몸을 이완한다. 편안해지면 눈을 감아본다.

③ 코로 천천히 숨을 들이마시기

코로 천천히 깊게 숨을 들이마셔 횡격막이 수축하면서 복부가 확장되도록 한다. 가슴은 가능하면 크게 확장되지 않게 가만히 있는 것이 좋다. 숨이 폐를 채울 때 가슴이 확장되는 것이 아니라 배와 옆구리가 늘어나는 느낌에 집중하면서 숨을 들이마시면서 4까지 숫자를 센다.

④ 입으로 천천히 숨을 내쉬기

횡격막이 이완되고 복부가 수축하도록 입으로 천천히 숨을 내쉰다. 숨이 몸에서 빠져나가는 느낌에 집중하면서 숨을 내쉴 때 6까지 숫자를 센다. 숨을 내쉴 때 입술에 살짝 힘을 주어 부드럽게 저항하는 것이 도움이 된다.

⑤ 주기 반복하기

복부의 상승과 하강에 집중하고 일정한 리듬을 유지하면서 몇 분 동안 횡격막을 이용한 신호흡 주기를 계속한다. 미음이 방황하기 시작하면 부드럽게 다시 호흡에 주의를 집중한다.

⑥ 서서히 정상 호흡으로 돌아가기

운동을 끝낼 준비가 되면 서서히 정상 호흡 패턴으로 돌아간다. 잠시 시간을 내어 감각, 기분, 정신 상태에 어떤 변화가 있는지 느껴본다.

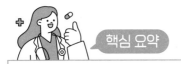
핵심 요약

① 편안한 자세로 앉거나 눕는다.
② 한 손은 가슴에, 다른 한 손은 복부에 올려놓는다.
③ 코로 천천히 숨을 들이마시면서 가슴은 가만히 유지한 채 배와 옆구리가 늘어날 수 있도록 호흡한다.
④ 입으로 천천히 숨을 내쉬면서 복부가 내려가도록 한다.
⑤ 복부의 상승과 하강에 집중하면서 몇 분간 반복한다.

∘•∘ 비염도 좋아지는 박스 호흡(사각 호흡)

사각 호흡이라고도 하는 박스 호흡은 숨을 들이마시고 참았다가 내쉬고 다시 숨을 참는 과정을 모두 같은 횟수로 반복하는데, 선 과정에서 입을 다물고 코로만 호흡하는 방식이다. 이 호흡법은 비강 호흡을 훈련해야 하는 알레르기 비염 환자나 축농증 관리에도 도움이 된다.

① 편안한 자세 찾기

허리를 곧게 펴고 바닥에 앉거나, 매트나 침대에 누워 편안한 자세를 찾는 것으로 시작하자. 팔은 편안하게 몸 옆에 놓는다.

② 이완하기

잠시 시간을 내어 어깨, 목, 얼굴의 긴장을 풀고 몸을 이완한다. 편안함이 느껴진다면 눈을 감아보자.

③ 숫자를 4까지 세면서 코로 숨 들이마시기

입을 다문 채로 4까지 숫자를 세면서 코로 숨을 깊게 들이마신다. 숨을 들이마시면서 배와 옆구리가 확장되는 것을 느껴보자.

④ 숫자를 4까지 세면서 숨 참기

입을 다문 채로 4까지 숫자를 세면서 숨을 참고, 몸은 이완시킨다.

⑤ 숫자를 4까지 세면서 코로 숨 내쉬기

4까지 숫자를 세며 코로만 숨을 내쉬면서 배와 옆구리가 수축되도록 한다.

⑥ 다시 숫자를 4까지 세면서 숨 참기

몸이 수축된 상태를 유지하면서 다시 4까지 숫자를 세면서 숨을 참는다.

⑦ 과정 반복하기

박스 호흡 주기를 몇 분 동안 또는 평온함과 이완감을 느낄 때까지 반복하자. 운동하는 내내 고른 리듬을 유지하는 데 집중한다.

⑧ 정상 호흡으로 돌아가기

운동을 끝낼 준비가 되면 서서히 정상 호흡 패턴으로 돌아간다. 잠시 시간을 내어 신체 감각, 기분, 정신에 어떤 변화가 있는지 느껴본다.

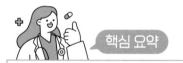
핵심 요약

① 편안한 자세로 앉거나 눕는다.
② 4까지 숫자를 세면서 코로 숨을 들이마신다.
③ 4까지 숫자를 세는 동안 숨을 참는다.
④ 4까지 숫자를 세면서 입으로 숨을 내쉰다.
⑤ 4까지 숫자를 세면서 다시 숨을 참는다.
⑥ 몇 분간 또는 편안해질 때까지 이 과정을 반복한다.

○●○ 코어근육도 잡는 4-7-8 호흡법

4-7-8 호흡법은 중간에 숨 참기 단계와 들숨보다 더 긴 날숨으로 코어근육의 움직임을 느낄 수 있어 상체의 정렬과 코어근육 강화를 함께 도모할 수 있는 호흡법으로 필자가 가장 추천하는 호흡법이다.

① 편안한 자세 찾기

앉거나 누워서 편안한 자세를 찾자. 앉을 때는 등을 곧게 펴고 발은 바닥에 평평하게 둔다. 양손은 무릎이나 옆구리에 편안하게 올려놓는다.

② 이완하기

잠시 시간을 내어 어깨, 목, 얼굴의 긴장을 풀고 몸을 이완하자. 편안함을 느꼈다면 이제 눈을 감는다.

③ 숫자를 4까지 세면서 코로 숨 들이마시기

입을 다문 채로 4까지 숫자를 세면서 코로 숨을 깊게 들이마신다. 숨을 들이마시면서 배와 옆구리가 확장되는 것을 느껴보자.

④ 숫자를 7까지 세면서 숨 참기

입을 다문 채로 7까지 숫자를 세면서 숨을 참는다. 이 시간 동안 가능한 한 몸을 이완시키려고 하자.

⑤ 숫자를 8까지 세면서 입으로 숨 내쉬기

입을 살짝 벌리고 8까지 숫자를 세는 동안 천천히 숨을 내쉰다. 숨을 내쉴 때 공기가 혀 위와 살짝 다문 입술 사이로 지나가도록 하여 '후~' 하고 소리를 내보자.

⑥ 과정 반복하기

이 4-7-8 호흡 주기를 총 4회 반복한다. 이 기법에 익숙해지면 호흡 횟수를 한 사이클당 최대 8회까지 늘릴 수 있다.

⑦ 정상 호흡으로 돌아가기

호흡 연습을 마친 후에는 평소 호흡 패턴으로 돌아가 잠시 시간을 내어 신체 감각, 기분 또는 정신 상태에 어떤 변화가 있는지 느껴보자.

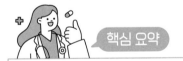

핵심 요약

① 편안한 자세로 앉거나 눕는다.
② 눈을 감고 4까지 숫자를 세면서 코로 조용히 숨을 들이마신다.
③ 7까지 숫자를 세는 동안 숨을 참는다.
④ 8까지 숫자를 세면서 입으로 천천히 숨을 내쉰다.
⑤ 최소 4회 이상 숨을 들이마시거나 마음이 차분해질 때까지 이 과정을 반복한다.

○●○ 어떤 호흡이든 복횡근이 중요

어떤 호흡이든 효과가 있으려면 스스로 복횡근을 느껴야 한다. 복횡근은 배가로근이라고도 하는데, 복벽 가장 가까이 있는 넓은 허리띠와 같은 근육으로 우리 몸의 구조적 안정성에 가장 중요한 근육이다. 이 허리띠는 복부의 앞쪽, 즉 배꼽 주변에서 시작하여 몸의 뒤쪽, 등 부분에 이르기까지 둘러져 있다. 마치 몸통을 안정적으로 감싸고 지지하는 넓은 밴드처럼 작용한다.

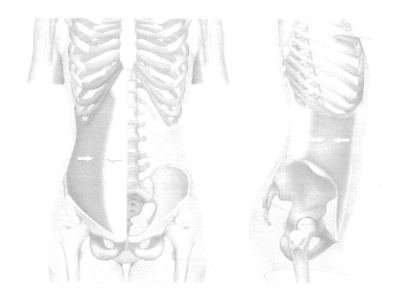

이 근육은 우리 몸의 중심을 단단히 잡아주며, 동시에 유연한 움직임을 지원하는 역할을 한다. 호흡 시 이 근육 주변에 공기를 채우는 듯한 느낌으로 힘을 주고, 내쉴 때도 이 힘을 유지하는 것이 중요하다.

복횡근의 주요 기능 중 하나는 복강 내 압력을 증가시켜 요추의 안정성을 증진시키는 것이다. 복부 내압이 상승하면 허리를 펴는 데 도움이 되며, 몸 자체에 안정성을 제공한다. 이는 횡격막과 골반저근육들의 조화로운 움직임을 통해 이루어지는데, 이는 마치 각각의 악기가 하나의 조화로운 음악을 만들어내듯, 근육들이 각자의 역할을 하면서도 전체적인 움직임을 조율한다.

또 다른 중요한 기능은 복부근막과 흉요근막의 긴장을 유지하며 척추 주변의 안정성을 증가시키는 것이다. 복횡근이 수축할 때 복부근막과 흉요근막을 당겨 긴장시키며, 이는 전체적인 몸의 균형과 조정 능력을 향상시킨다.

이러한 과학적 원리를 이해하고, 호흡 시 복횡근을 의식적으로 활용하면, 더 효율적이고 안정적인 호흡을 실천할 수 있다. 실제 적용할 때는 호흡을 들이마실 때 옆구리에 공기가 차는 느낌으로 부풀려준다. 또 숨을 내쉴 때는 옆구리 힘은 남겨두고 배의 중심부 공기를 내쉰다고 생각하면 된다.

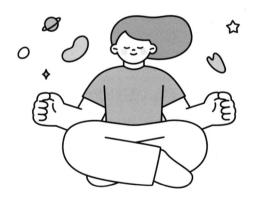

7장

마음의 여유
_마음챙김

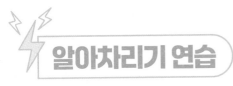
알아차리기 연습

　스트레스를 받는 그 순간. 그 순간에 반드시 해야 할 것이 있다. 내가 스트레스를 받고 있다는 것을 알아차리는 것이다. 이는 우리가 내적 스트레스의 덫에 빠지지 않도록 돕는다. 마음을 진정시키고, 현재 순간에 더 집중할 수 있게 해 주며, 부정적인 반응 대신 의식적이고 건강한 반응을 선택할 수 있게 한다. 이런 실천은 스트레스에 대한 우리의 반응을 변화시키고, 장기적으로는 스트레스 관리 능력을 향상시키는 데 큰 도움이 된다. 세계보건기구(WHO)에서 스트레스가 내 삶을 망치려고 할 때 해 보도록 안내하는 '인식하고 뿌리내리기 훈련'을 제안하고 있다.

① 호흡을 천천히 한다

　만약 현재 내가 하고 있는 일 외의 것으로 불안하고 걱정이 엄습해 온다면 잠시 모든 것을 멈춘다. 그리고 호흡을 천천히 한다. 폐를 완전히 비운다는 생각으로 길게 내뱉어 보자. 그리고 다시 가능한 한 천천히 숨을 들이마신다.

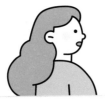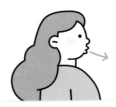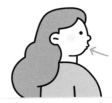

② 발바닥에 힘을 주고 바닥을 눌러본다

현재 상태에서 발바닥에 힘을 주고 바닥을 눌러본다. 엄지발가락부터 새끼발가락까지, 그리고 발꿈치까지 느끼면서 천천히 발을 바닥에 그대로 지그시 눌러본다. 저절로 엉덩이에 힘이 들어가고 가능하면 허리를 펴서 몸을 정렬해 보자. 이때 혀를 입천장과 치아가 만나는 곳에 대고 천천히 '는~'이라고 소리내면서 어깨를 한번 뒤로 돌리면서 몸을 정렬한다. 거북목이 정렬되면서 목이 길어지는 느낌과 배꼽이 좀 더 위로 올라오는 느낌을 느껴보자.

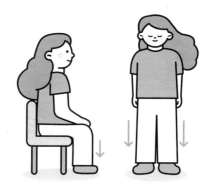

③ 팔을 뻗고 손바닥을 마주대고 눌러본다

팔을 뻗고 손바닥을 마주대고 눌러본다. 그리고 팔을 천천히 뻗어보거나, 손바닥을 마주보게 해서 천천히 함께 눌러본다. 그리고 단단하고 편안한 바닥에 내가 그라운딩되는 느낌을 느껴보자.

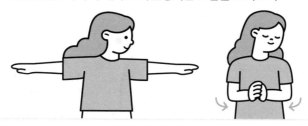

④ 내 눈에 보이는 것은 무엇인가?

다음은 내 주변의 세계에 다시 집중해 본다. 지금 현재 내 눈에 보이는 다섯 가지는 무엇인가?

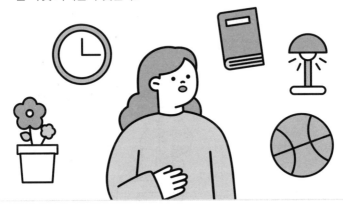

⑤ 내가 들을 수 있는 것은 무엇인가?

또 내가 지금 들을 수 있는 세 가지 또는 네 가지는 소리는 무엇인가?

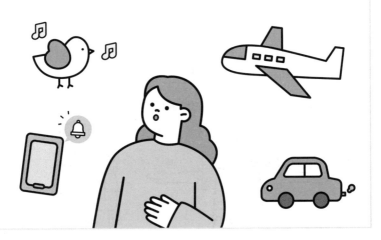

⑥ 숨을 쉬어 냄새를 맡아보자

이제 숨을 쉬어보자. 어떤 냄새가 나는가?

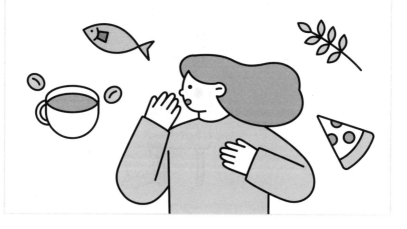

⑦ 주위를 주목하자

이제 내가 어디에 있고 무엇을 하고 있는지 주목해 보자.

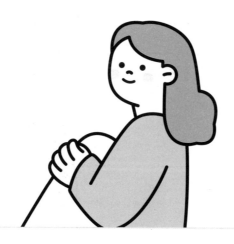

⑧ 손이 닿는 물체를 만져보자

무릎이나 밑에 있는 표면, 또는 손이 닿는 물체를 만져보자. 손가락 끝에 닿는 느낌에 집중해 보자.

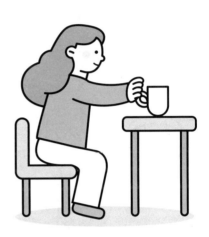

⑨ 현재에 집중하자

이 과정 중간중간 나의 마음이 단절되는 걱정이 다시 올라올 수 있다. 그럴 때마다 다시 호흡을 하고, 발에 힘을 주고, 손바닥에 힘을 주면서 현재에 집중해 보자.

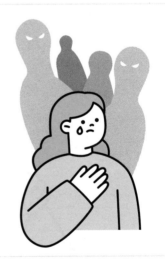

⑩ 주변을 느껴보자

그리고 주변에 보고 듣고 만지고 맛보고 냄새 맡을 수 있는 세상이
있다는 것을 느껴보자.

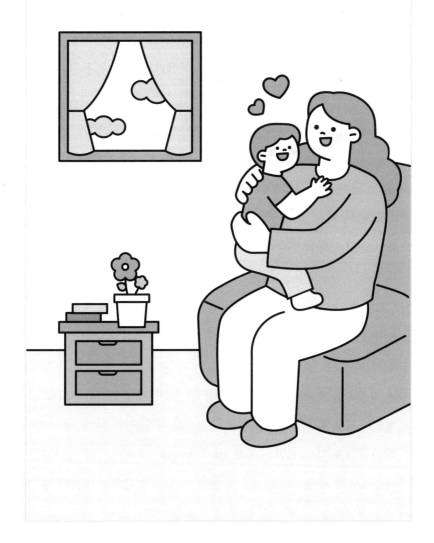

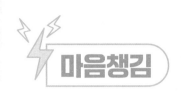

마음챙김

혹시 명상이나 마음챙김에 대해 들어본 적이 있는가? 명상이라고 하면 지리산 폭포수 아래에서 득도하는 영화의 한 장면이 생각나는가? 그렇다면 완전히 잘못 알고 있는 것이다. 명상이나 마음챙김은 이제 더이상 오묘한 사람들만 하는 다른 세상 이야기가 아니다. 물론 명상과 마음챙김의 시초는 인도의 고대 전통이었지만, 현대 심리학과 정신의학이 융합하여 오히려 서양에서 많이 하고 있는 심신 훈련법이다.

마음챙김은 현재 순간에 완전히 집중하고, 생각과 감정을 비판적이지 않게 인식하며, 그것들을 있는 그대로 수용하는 연습이다. 명상은 현재에 몸이 있는 곳에 마음이 함께하는 마음챙김 후에 자아성찰과 조용한 정신 상태를 이끌어 내기 위한 훈련법이다.

마음챙김이나 명상을 실천하면 스트레스 호르몬인 코르티솔 수치를 낮추고 스트레스의 생리적 영향을 줄여 이완과 평온함을 촉진하는 데 도움이 된다. 또 어떤 평가나 판단 없이 자신의 생각과 감정을 관찰할 수 있게 하여 내 안에서 있는 스트레스 증폭기의 작동을 막을 수 있다. 이는 자신과 감정, 반응에 대한 이해도를 높여 자기 연민을 키우고 스트레스와 피로에 대처하는 능력을 향상시킬 수 있다.

마음챙김과 명상 기법은 수도 없이 많지만, 이 책에서는 나의 루틴 라이프에서 크게 벗어나지 않고 실천할 수 있는 실용적인 방법을 몇 가지 소개하고자 한다. 매일 틈틈이 해 보길 권한다.

○●○ 마음챙김 티타임

마음챙김 티타임은 차 한 잔을 마시면서 속도를 늦추고 긴장을 풀고 현재의 순간을 즐길 수 있는 간단하면서도 의미 있는 연습이며, 필사가 늘 추천하는 연습법이다. 쉽고 간단하고 늘 할 수 있는 방법이기 때문이다. 마음챙김 티타임 루틴을 만드는 방법은 다음과 같다.

① 마실 음료와 분위기 선택하기

녹차, 홍차, 허브차, 믹스커피, 아메리카노 등 평소 즐겨 마시는 커피나 차를 선택하자. 만약 카페인에 민감한 편이라면 진정 효과가 있는 차를 선택하면 좀 더 효과가 있다.

② 마음에 드는 카페나 공간 선택하기

티타임 내내 방해받지 않고 앉아 있을 수 있는 편안한 공간을 찾아보자. 시끄러운 카페도 집중할 수 있다면 나쁘지 않다. 찻잎을 준비한다면 시작 단계부터 마음챙김을 할 수 있다. 주문한 음료로 마음챙김을 할 계획이라면 ⑤번으로 가서 따라해 보자.

③ 차 준비하기

물을 데우고 차를 준비할 때 소리와 냄새, 그리고 그 과정 자체에 주의를 기울여보자. 주전자에서 올라오는 수증기나 찻잎의 향에 주목한다. 차를 준비하는 각 단계에 온전히 집중하는 것이다.

④ 차 따르기

찻잎이나 티백 위에 뜨거운 물을 천천히 부으며 물에 스며드는 색을 관찰한다. 잠시 시간을 내어 아지랑이처럼 피어나는 이 과정의 변화와 시각적 아름다움을 감상해 보자.

⑤ 향 음미하기

첫 모금을 마시기 전에 심호흡을 하고 차의 향을 들이마셔 보자. 다양한 층위의 향이 어떻게 감각을 일깨우는지 느껴보라.

⑥ 첫 모금 마시기

첫 모금을 마실 때 액체의 온기와 혀 위에서 펼쳐지는 풍미를 감상해 보자. 혀를 입안에 돌리면서 치아도 느껴보고 볼도 느껴보자. 온도에 따라 산도와 강도가 달라지는지 느껴보자.

⑦ 차에 집중하며 즐기기

한 모금씩 천천히 마시면서 차를 음미하고 감각, 맛, 향에 집중해 보자. 떠오르는 생각이나 걱정을 내려놓고 현재의 이 감각에 집중하는 것이다. 문득문득 마음이 방황한다면, 다시 차를 마시는 현재로 부드럽게 되돌아오게 하자. 고통스러운 스트레스나 생각에 사로잡히면 다시 한 모금 차를 입에 넣고, 감각, 맛, 향에 집중해 보자.

⑧ 티타임 마무리하기

티타임을 마무리하면서, 잠시 시간을 내어 마음챙김 티타임 중에 떠오른 감정이나 감각을 되돌아보자. 그리고 티타임 마음챙김을 위해 시간을 할애한 자기 자신, 공간, 그리고 티타임에 감사하고 진정된 마음을 표현해 보자.

일상적인 티타임에 마음챙김을 도입하면 몸과 마음, 정신에 영양을 공급하는 편안한 휴식과 스트레스 해소 경험을 만들 수 있다. 정기적으로 연습하면 이 간단한 행위가 자기 관리와 스트레스 관리를 위한 강력한 도구가 될 수 있다.

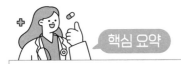

핵심 요약

① 간단한 차, 커피나 음료를 준비한다.

② 한 모금, 한 모금 음미하며 향, 맛, 온도를 느껴본다.

③ 티타임 과정에서 떠오르는 현재 나의 감각과 감정을 판단하지 않고 느껴본다.

④ 마음이 방황할 때 다시 차를 한 모금 마시고 이 순간에 부드럽게 다시 집중한다.

◦●◦ 마음챙김 걷기

마음챙김 걷기는 자신의 몸과 호흡, 주변 환경을 온전히 인식하며 걷는 연습법이다. 스트레스를 줄이고 집중력을 높이며 현재 순간에 집중할 수 있는 간단하면서도 강력한 방법이다. 다음은 마음챙김 걷기에 대한 단계별 가이드이다.

① 장소와 시간을 선택하기

공원, 자연 산책로, 한적한 동네 등 안전하고 조용한 산책 장소를 찾아보자. 잠시 걸을지, 오래 걸을지 시간을 생각해둔다.

② 출발 전 서서 잠시 명상하기

출발 전에 잠시 가만히 서서 눈을 감고 심호흡을 몇 번 한다. 두 발바닥에 힘을 주고 바닥에 닿아 있는 느낌과 이 발을 통해 내 몸이 땅과 연결되어 있음을 느껴보자.

③ 천천히 걷기

느리고 편안한 속도로 걷기 시작한다. 발이 땅에 닿는 느낌과 다리의 움직임에 집중한다. 팔은 자연스럽게 옆구리에서 흔들리게 한다.

④ 호흡에 주의를 기울여보기

걸을 때 호흡에 주의를 기울여보자. 들숨과 날숨의 리듬을 바꾸려고 하지 말고 그 리듬을 관찰한다. 마음이 방황하면 부드럽게 발이 땅에 닿는 느낌과 들숨과 날숨에 집중하자.

⑤ 나의 감각으로 현재를 느껴보기

주변의 광경, 소리, 냄새를 음미해본다. 주변 환경의 색상, 질감, 향기에 주목하라. 자연의 소리나 도시의 윙윙거리는 소리가 어떤 소리인지 식별하려고 하지 말고 그냥 그 소리에 귀를 기울여보자.

⑥ 판단하지 않고 인식하는 연습하기

걷는 동안 생각이나 감정이 떠오른다면 다시 발바닥 감각에 집중한다. 그리고 호흡, 몸, 주변 환경으로 다시 부드럽게 주의를 돌린다.

⑦ 짧은 명상으로 마무리하기

걷기가 끝나면 잠시 멈추고 다시 한번 가만히 선다. 심호흡을 몇 번 하고 자신의 경험을 되돌아본다. 마음챙김 걷기를 실천할 수 있는 기회와 그 혜택에 대해 감사를 표현한다.

⑧ 걷기 명상을 일상생활에 통합하기

출근길이나 마트 가는 길과 같은 일상적인 활동 중에도 언제 어디서나 마음챙김 걷기 명상을 실천할 수 있다. 이러한 기회를 활용해 현재 순간에 주의를 집중하고 일상에서 마음챙김을 길러보자.

마음챙김 걷기를 일상에 통합하면 자각력을 키우고 스트레스를 줄이며 전반적인 웰빙을 개선할 수 있다. 꾸준히 실천하다 보면 이 간단한 활동이 정신적, 정서적 건강에 얼마나 중요한지 느낄 것이다.

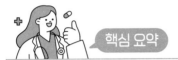

핵심 요약

① 걷기 좋은 조용한 장소를 선택한다
② 발이 땅에 닿는 느낌과 몸이 공간을 이동하는 느낌에 주의를 기울이면서 편안한 속도로 걷는다.
③ 주변의 광경, 소리, 냄새를 판단하지 않고 관찰한다.
④ 마음이 방황할 때는 걷고 있는 지금 이 순간에 부드럽게 다시 집중한다.

○●○ 마음챙김 맨발 걷기

현대 웰빙의 영역에서 다시 주목받고 있는 맨발 걷기는 신체적, 정신적, 영적 이점이 조화를 이루는 독특한 운동이다. 맨발로 걷는 경험은 개인마다 다양하다. 일부에게는 자유롭고 짜릿한 경험일 수 있으나, 다른 이들에게는 처음엔 불편하거나 어려울 수 있다. 기회와 여건이 된다면 이를 일상생활에서 시도해 보길 권한다.

맨발로 걷기는 발과 다리의 근육을 강화하고 균형 감각을 향상시킨다. 발 전체에 압력이 고르게 분산되어 불편함을 완화하고 전신의 정렬을 개선한다. 당뇨병과 같은 특정 질환을 가진 사람들은 맨발 걷기에 신중을 기해야 하며, 천천히 시작하고 안전하고 청결한 환경을 선택하는 것이 중요하다.

정신적, 정서적 차원에서 맨발 걷기는 마음챙김의 한 형태가 될 수 있다. 한 걸음 한 걸음의 감각과 발밑의 대지와의 연결에 집중하며 현재에 존재하는 것이다. 이러한 마음챙김은 스트레스를 줄이고 정서적 웰빙을 증진시키며 주변 세계와 더 깊은 유대감을 느끼게 한다.

맨발 걷기는 일부 사람들에게 어려울 수 있다. 초기 불편함, 자연 지형에 대한 낯섦, 신발을 선호하는 사회적 규범 등이 장애물이 될 수 있다. 이러한 어려움은 점진적인 적응과 의지로 극복이 가능하다. 각 개인에게 맞는 균형을 찾고, 신체의 신호를 존중하며, 인내심을 가지고 진행 상황을 지켜보는 것이 중요하다.

맨발 걷기의 건강상의 이점과 자연과의 연결을 인식하는 사람들이 늘어나면서, 이 운동은 미래를 향한 탄력을 받고 있다. 맨발 공원과 전문 트레일과 같은 혁신은 맨발 걷기의 접근성을 향상시키고 있으며, 이 간단한 운동으로 삶을 향상시킬 수 있는 방법을 밝혀내기 위한 연구가 계속되고 있다.

방식은 앞서 다룬 마음챙김 걷기와 같은 형태인데, 부드럽고 안전한 자연길에서 맨발로 해보는 것이다. 조금 더 다양한 감각을 느끼고 집중하게 되어 신발을 신고 아스팔트를 걷는 것보다 더욱 긍정적인 마음챙김 효과를 느낄 것이다.

○●○ 바디 스캔 명상

바디 스캔 명상은 신체의 각 부위에 체계적으로 주의를 기울여 긴장을 풀고 스트레스를 줄이며 심신을 더 깊이 연결하는 데 도움이 되는 마음챙김 수련법이다. 다음은 바디 스캔 명상 연습을 위한 단계별 가이드이다.

① 편안한 자세 찾기

매트 위에 눕거나 앉은 자세로 준비한다. 의자가 편하다면 등을 바르게 정렬할 수 있는 의자에 앉는다. 눈을 감고 심호흡을 몇 번 하면서 몸이 이완되도록 한다.

② 발에서 시작하기

발에 주의를 기울여 감각, 긴장감, 온기를 느껴보자. 모든 발가락을 하나씩 느껴보자. 발의 아치와 발꿈치도 느껴보자. 숨을 깊게 들이마시고 내쉬면서 이 부위의 긴장이나 불편함을 풀어준다고 상상한다.

③ 몸을 위로 올리기

천천히 의식을 몸 위로 올리면서 각 신체 부위에 차례로 집중한다. 각 부위에 잠시 머무르면서 감각을 관찰하고 숨을 내쉴 때마다 긴장을 풀어준다. 발목, 종아리, 무릎, 허벅지, 엉덩이, 서혜부, 허리, 복부, 가슴, 등 위쪽, 어깨, 팔, 손, 목, 얼굴, 머리의 순서를 따를 수 있다.

④ 각 감각에 집중하기

신체 스캔을 진행하면서 판단이나 분석 없이 각 감각에 집중하자. 통증, 긴장 또는 불편함이 느껴지면 이를 인정하고 넘어간다. 신체 스캔의 목표는 몸에 대한 인식을 키우는 것이지, 무언가를 바꾸거나 고치는 것이 아니라는 점을 기억하자.

⑤ 마음이 방황하면 집중의 방향 바꾸기

명상 중에 마음이 방황하는 것은 자연스러운 현상이다. 잡념에 사로잡혀 몸과 마음이 단절되는 것을 발견하면 현재 집중하고 있는 신체 부위로 다시 부드럽게 되돌아오자.

⑥ 바디 스캔 마무리하기

몸 전체를 스캔한 후에는 잠시 시간을 내어 전반적인 기분을 느껴본다. 신체 감각, 기분 또는 정신 상태의 변화를 관찰하자.

⑦ 서서히 현재로 돌아오기

손가락과 발가락을 흔들고 필요한 경우 부드럽게 스트레칭을 하면서 내가 존재하고 있는 방으로 의식을 가져온다. 준비가 되면 눈을 뜨고 명상하는 동안 쌓아온 이완과 평온함을 잠시 느껴보자.

바디 스캔 명상을 정기적으로 실천하면 스트레스를 관리하고 자기 인식을 높이며 전반적인 웰빙을 개선하는 데 도움이 될 수 있다. 시간을 내어 몸과 마음을 연결함으로써 자기 관리와 스트레스 감소를 위한 귀중한 도구를 기르는 것이다.

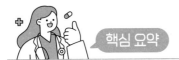

핵심 요약

① 눈을 감고 편안하게 눕거나 앉는다.

② 발부터 시작하여 감각, 긴장 또는 불편함을 관찰하면서 정신적으로 몸을 스캔한다.

③ 각 부위에 주의를 기울이면서 서서히 몸 위로 주의를 이동한다.

④ 긴장이나 불편함을 느끼면 호흡을 통해 긴장을 풀어준다.

⑤ 계속해서 몸 전체를 스캔하고 머리 꼭대기에서 마무리한다.

○●○ 일상 활동에서의 마음챙김

앞의 마음챙김 순서가 익숙해진다면, 다양한 일상생활에 통합하여 스트레스를 관리할 수 있다. 다음은 일상 업무와 일상에 마음챙김을 통합하는 몇 가지 실용적인 방법이다.

✳ 마음챙김 식습관

식사나 간식을 먹을 때는 한 입 한 입 음미하는 시간을 갖는다. 음식의 맛, 질감, 향에 집중해 보자. 천천히 씹으며 음식이 제공하는 영양분을 음미한다. 식사 중에 멀티태스킹을 하거나 스마트폰을 보는 것은 마음챙김을 방해할 수 있으니 잠시 접어두자. 마음챙김 식습관의 더 큰 장점은 천천히 꼭꼭 씹어 먹게 되면서 소화 문제도 해결된다는 것이다.

✴ 마음챙김 샤워나 반신욕 또는 목욕

샤워나 반신욕을 할 때 피부에 닿는 물의 느낌, 물의 따뜻함 또는 차가움, 비누나 샴푸의 향기에 주의를 기울이자. 이 시간을 이용해 자신의 몸에 온전히 집중하고 알아차리면서 긴장과 스트레스를 해소해 보자.

✴ 마음챙김 출퇴근

걷기, 운전, 대중교통 이용 등 출퇴근 시간에 마음챙김을 연습할 기회로 활용해 보자. 한 장소에서 다른 장소로 이동할 때 주변을 관찰하고, 소리에 귀를 기울이고, 호흡에 집중해 보자.

✴ 마음챙김 대화하기

대화에 참여할 때는 적극적으로 경청하는 연습을 하자. 상대방의 말하는 표현, 얼굴 표정, 제스처를 부드럽게 집중해 보자. 상대방이 말을 하고 있는 중에 맞장구로 방해하거나 말을 자르는 등 끼어들지 말자. 상대방에게 온전히 주의를 기울이고 부드럽고 신중하게 응답해 보자.

✳ 마음챙김 신체 활동

요가, 달리기, 집안일과 같은 신체 활동에 마음챙김을 접목해 보라. 몸의 감각, 호흡의 리듬, 움직임에 집중하자.

✳ 마음챙김 업무

업무 중에는 잠시 휴식을 취할 때 스마트폰의 소셜미디어 앱을 열기보다는 현재 순간에 집중해 보자. 숨소리, 몸의 감각 또는 당면한 업무에 집중하자. 이는 스트레스를 줄이고 생산성을 높이는 데 도움이 된다.

거창하게 시간과 돈을 들이지 않고도 지루하지 않게 여러 가지 방법을 돌아가면서 활용해 보자. 이는 일상생활 루틴을 자기 인식의 기회로 전환하는 데 도움이 될 뿐 아니라, 스트레스와 피로를 관리하는 간단한 전략이 되기도 한다.

에센셜 오일로 효과 극대화하기

◦●◦ 에센셜 오일의 효과

마음챙김이나 호흡 명상을 할 때, 식물에서 추출한 에센셜 오일을 함께 사용하면 추가적인 도움을 받을 수 있다. 아로마 오일, 또는 에센셜 오일이 힐링에 도움을 주는 과학적 기전은 주로 후각 시스템을 통한 신경학적 영향과 피부를 통한 흡수 두 가지 주요 경로를 통한다.

에센셜 오일의 향기 분자가 코를 통해 들어가 후각 수용체를 자극하면, 이 신호는 뇌의 변연계로 전달된다. 변연계는 감정과 기억을 담당하는 뇌 부위로, 여기서 처리되는 신호는 이완 반응을 유도하고 스트레스와 불안을 감소시킬 수 있다.

에센셜 오일을 피부에 바르면, 그 분자들이 피부를 통해 혈류로 흡수되어 다양한 치유 효과를 발휘한다. 이러한 흡수는 통증 완화, 염증 감소, 혈액 순환 개선뿐만 아니라 호르몬 균형과 면역 체계 강화에도 도움을 줄 수 있다는 연구들이 있다.

에센셜 오일은 다양한 방식으로 활용할 수 있는데 가장 간단한 방법이 국소 적용이다. 콧등 위에 콕 찍어 바르고 호흡을 하는 것만으로 효과를 기대할 수 있다.

또 다른 방법은 아몬드 오일이나 호호바 오일과 같은 캐리어 오일에 희석하여 피부에 바르는 방법이 있다. 이 방법을 사용하면 오일이 혈류로 흡수되어 신체의 다양한 시스템에 효과를 발휘할 수 있다.

그 외에도 반신욕을 하거나 족욕을 할 때 에센셜 오일을 첨가하면 통증과 이완을 기대할 수 있다.

◦●◦ 아로마별 특징

✳ 클라리세이지(Clary Sage; Salvia sclarea)

클라리 세이지에는 불안 완화 효과가 있는 것으로 알려진 리날릴아세테이트와 리날룰이 함유되어 있다. 이러한 화합물은 감정의 균형을 맞추고 차분한 분위기를 조성하여 스트레스 관리에 도움이 될 수 있다.

✳ 라벤더(Lavender; Lavandula angustifolia)

라벤더에는 GABA 신경 전달을 조절하고 뇌의 글루타메이트 결합을 억제하여, 불안을 줄이고 수면을 개선하며 전반적인 행복감을 증진하는 데 효과가 있다.

✳ 일랑일랑(Ylang-Ylang; Cananga odorata)

일랑일랑의 달콤하고 이국적인 향에는 불안 완화 및 기분 개선 효과를 나타내는 제르마크렌과 리날룰과 같은 화합물이 함유되어 있다. 이는 세로토닌과 엔도르핀 분비를 조절하여 감정의 균형을 맞춘다.

✳ 베르가모트(Bergamot; Citrus bergamia)

베르가모트에는 불안 완화 및 항우울 효과가 있는 리모넨과 리날릴아세테이트가 함유되어 있다. 상쾌한 향은 도파민과 세로토닌과 같은 신경 전달물질을 조절하여 기분을 개선하고 긍정적인 분위기를 조성한다.

✳ 샌달우드(Sandalwood; Santalum album)

샌달우드의 풍부한 우디 향에는 진정 및 불안 완화 효과가 있는 알파-산탈롤과 베타-산탈롤과 같은 화합물이 함유되어 있다. 이러한 화합물은 GABA 신경 전달을 조절하고 이완을 촉진하여 스트레스를 줄이고 정신을 맑게 하는 데 도움이 될 수 있다.

✳ 로만 카모마일(Roman Chamomile; Anthemis nobilis)

로만 카모마일의 달콤한 꽃향기는 알파-피넨 및 카마줄렌과 같은 화합물 때문이며, 이 화합물은 진정 및 불안 완화 효과가 있다. 카모마일은 차로도 인기가 높고, 캡슐 형태의 건강식품으로도 활용되는데, 에센셜 오일은 수면에 도움이 되는 이완 효과가 있다.

✳ 유향(Frankincense; Boswellia carterii)

유향에는 알파-피넨 및 인센솔 아세테이트와 같은 화합물이 함유되어 있으며, 이는 불안 완화 및 항염증 작용을 한다. 이는 스트레스와 불안을 줄이고 이완과 정신적 명료함을 개선시켜 준다.

✳ 재스민(Jasmine; Jasminum grandiflorum)

재스민의 달콤한 꽃향기에는 벤질아세테이트와 리날룰과 같은 화합물이 함유되어 있어 마음을 진정시키고 기분을 좋게 하는 효과가 입증되었다. 재스민 에센셜 오일은 불안감을 줄이고 웰빙을 촉진하여 스트레스 관리에 도움이 될 수 있다.

✳ 장미(Rose; Rosa damascena)

장미 에센셜 오일의 풍부한 꽃향기에는 시트로넬롤과 게라니올과 같은 화합물이 함유되어 있어 신경전달물질 시스템을 조절하여 정서적 웰빙을 촉진하고 스트레스와 불안감을 줄여주는 것으로 나타났다.

✳ 베티버(Vetiver; Vetiveria zizanioides)

베티버의 흙냄새가 나는 향에는 진정 및 불안 완화 효과가 있는 것으로 알려진 쿠시몰과 베티셀리네놀과 같은 화합물이 함유되어 있다. 이러한 화합물은 신경전달물질 시스템을 조절하고 평온함을 촉진하여 긴장을 완화하고 스트레스를 줄이는 데 도움이 될 수 있다.

에센셜 오일의 효과에 대해 함유된 성분을 언급하며 설명하였지만, 향은 이론적인 분석 이상의 무언가가 있다. 이론상 세이지, 라벤더, 일랑일랑은 비슷할 수 있지만, 만들어지는 향에 대한 느낌은 사람마다 다르기 때문이다. 따라서 즐거운 마음으로 나에게 가장 잘 맞는 향을 찾아보자. 또 한 가지만 사용하지 말고, 다양한 에센셜 오일을 조합하여 취향과 필요에 맞는 나만의 블렌드를 만들어도 좋다. 예를 들어 라벤더와 카모마일을 섞어 진정 효과를 내거나, 베르가모트와 일랑일랑을 블렌딩해 기분을 올릴 수도 있다.

PART 3

역노화의
달성

8장

활력의 원천
_근력과 심폐 기능 강화 운동

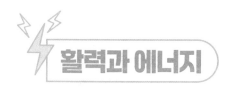
활력과 에너지

○●○ 역노화의 핵심

많은 환자들이 면역력이 떨어진 것 같다는 이유로 진료실에 온다. 상황을 들어보면 환자들이 생각하는 면역력은 이렇다. 과도한 피로 없이 활기차고, 나른하거나 졸림 없이 맑은 정신으로 일상 업무를 할 수 있고, 여행이나 쇼핑을 즐겁게 할 수 있으며, 감기에 잘 안 걸리거나 걸리더라도 빨리 회복하는 것. 놀라운 것은 이 바람들이 완전히 체력의 정의와 동일하다는 것이다.

피로나 노화와 함께 오는 체력 감소에 대한 흥미로운 관찰 연구가 있다. 체력이 좋은 사람들은 같은 나이더라도 저질 체력의 사람들보다 훨씬 많은 일을 수행할 수 있다. 75세의 운동선수는 10대들과 비슷한 체력 수준을 가질 수도 있다. 즉, 운동이 노화 과정을 늦추는 핵심 역할을 한다는 것을 시사한다.

노화 과정 중에는 근육량 감소, 힘줄의 탄성 감소, 뇌세포의 반응성 감소와 같은 다양한 신체 변화가 일어난다. 이러한 변화는 신체의 근육과 신경계에 영향을 미치며, 이는 운동 능력과 일상 활동에 직접적인 영향을 준다. 그러나 규칙적인 운동은 이러한 노화의 영향을 크게 줄일 수 있다.

실제로 연구에 따르면, 40대, 50대, 60대의 활동적인 사람들은 젊은 성인들과 유사한 체력 수준을 유지하고 있다. 이는 심폐 운동과 근력 운동이 노화와 관련된 체력 감소를 완화하는 데 중요한 역할을 한다는 것을 보여준다. 특히, 심폐 운동은 심장과 폐의 건강을 유지하고, 근력 운동은 근육의 힘과 질량을 보존하는 데 필수적이다.

노화 과정에서 체력을 유지하고 향상시키기 위해서는 규칙적인 운동이 필요하다. 이는 단순히 근육을 강화하는 것을 넘어서 심장과 폐의 기능을 개선하고, 전반적인 건강과 웰빙을 증진시킨다. 따라서, 운동은 노화를 늦추고 젊음을 유지하는 데 있어서 필수적인 요소이다.

운동이 인체에 미치는 또 다른 긍정적인 영향 중 하나는 혈관 건강의 개선이다. 이는 운동 중에 발생하는 전단응력이 혈관 내피세포의 기능을 향상시키기 때문이다. 전단응력은 혈액이 혈관 벽을 따라 흐를 때 발생하는 힘으로, 혈관 내피세포에 영향을 준다. 이 세포들은 혈관의 내벽을 이루며, 혈액의 흐름과 혈관의 확장 및 수축을 조절하는 중요한 역할을 한다.

운동을 할 때, 혈액의 흐름이 증가하면서 혈관 내피세포에 전단응력이 증가한다. 이로 인해 혈관 내피세포는 더 활성화되어 혈관을 확장시키는 데 중요한 역할을 하는 산화질소(NO)의 생산을 증가시킨다. 산화질소는 혈관을 이완시켜 혈류를 개선하고, 혈압을 낮추는 역할을 한다. 이는 심장에 더 적은 부담을 주고, 혈액 순환을 개선하여 전반적인 혈관 건강을 증진시킨다.

심폐 운동은 이러한 현상을 극대화하는 효과적인 운동 형태이다. 심폐 운동은 심장 박동수와 호흡률을 증가시키며, 이는 혈류량을 늘리고 전단응력을 증가시킨다. 장기적으로 꾸준히 실시할 경우, 이러한 운동은 혈관의 탄력성을 높이고, 동맥 경화와 같은 혈관 질환의 위험을 줄일 수 있다.

더 나아가, 심폐 운동은 항노화의 핵심 요소로 여겨진다. 심폐 체력은 심장, 폐 및 혈관의 효율성을 나타내며, 이는 전반적인 건강 상태와 밀접한 관련이 있다. 규칙적인 심폐 운동은 심장과 폐의 기능을 강화하고, 혈액 순환을 개선하여 세포와 조직에 산소와 영양소의 공급을 증가시킨다. 이는 세포의 노화를 늦추고, 신체의 회복 능력을 향상시킨다.

또한, 운동은 염증 반응을 조절하고, 인슐린 감수성을 향상시키며, 스트레스 호르몬의 수준을 조절하는 등 다양한 생리적 과정에 긍정적인 영향을 미친다. 이러한 변화는 만성 질환의 위험을 감소시키고, 노화 과정을 늦추는 데 기여한다.

○●○ 역노화를 위한 유산소 운동

유산소 운동의 핵심은 꾸준한 심장 박동수 증가와 지속적인 산소 소비를 통해 심폐 체계의 효율성을 높이는 것이다. 이러한 운동은 심장 근육을 강화시켜 심장의 펌프 기능을 향상시킨다. 강한 심장은 더 효율적으로 혈액을 순환시키고, 산소와 영양소를 신체의 다른 부분에 더 잘 전달한다. 결과적으로, 이는 역노화의 가장 핵심이 되는 생활습관이다.

또한, 유산소 운동은 체중 관리에도 중요한 역할을 한다. 이 운동은 상당한 양의 칼로리를 소모시키며, 체중 감소 및 유지에 기여한다. 규칙적인 유산소 운동은 체지방 감소에 도움을 줄 뿐만 아니라, 기초 대사율을 향상시키고 근육량을 유지하는 데에도 도움이 된다. 심폐 체계 외에도, 유산소 운동은 정신 건강에도 긍정적인 영향을 미친다. 운동은 스트레스 호르몬 수준을 감소시키고, '행복 호르몬'으로 알려진 엔도르핀의 분비를 촉진한다.

종종 자려고 누우면 심장이 벌렁거린다거나, 작은 일에도 놀라 가슴이 두근거린다는 환자들이 있다. 이런 환자들은 십중팔구 평소 유산소 운동을 거의 하지 않는 사람들이다. 즉, 심장을 너무 온실 속의 화초로 키운 것이다. 평상시 가슴이 벌렁거릴 정도로 유산소 운동을 하면, 우리 몸은 심박수가 올라가야 하는 이 상황이 맹수가 쫓아와서 뛰는 것인지, 운동을 위해 뛰는 것인지 처음에는 알지 못한다. 하지만 운동 후 분비되는 엔도르핀으로 우리 몸은 심장이 마구 뛸 일이 있어도 걱정할 상황이 아니라는 학습을 하게 된다. 엔도르핀 분비를 경험하는 사람이라면 작은 일에 스트레스 호르몬이 분출되는 일은 거의 없다.

유산소 운동의 또 다른 중요한 이점은 혈당 관리에 있다. 이 운동은 근육이 혈당을 더 효율적으로 사용하도록 도와, 혈당 수준을 조절하는 데 기여한다. 같은 양을 먹어도 운동으로 당을 소모하면 근육도 늘고, 저장되는 지방도 줄어든다.

유산소 운동의 권장량은 개인의 건강 상태, 체력 수준, 나이 등에 따라 다를 수 있다. 일반적으로 성인에게는 주당 최소 150분의 중간 강도 유산소 운동 또는 75분의 고강도 유산소 운동이 권장된다. 중간 강도와 고강도의 구분이 어렵다면 이렇게 생각하면 간단하다. 중간 강도는 노래를 부르기 어렵지만 대화가 가능한 정도이며, 고강도는 대화도 어려운 정도이다.

○●○ 역노화를 위한 근력 운동

근력 운동은 건강 유지와 향상에 필수적인 운동으로, 근육의 힘과 크기, 그리고 지구력을 증가시키는 것을 목표로 한다. 근력 운동은 웨이트 리프팅, 보디웨이트 운동, 저항 밴드 운동, 기계를 이용한 트레이닝 등 다양한 형태로 이루어질 수 있다. 이러한 운동은 신체의 다양한 근육 그룹을 대상으로 하며, 규칙적인 수행을 통해 근육의 강화와 발달을 촉진한다.

근력 운동의 주요 이점 중 하나는 근육량의 증가와 근력의 향상이다. 나이가 들면서 근육량과 힘이 자연스럽게 감소하기 시작하는데, 이를 근감소라고 한다. 근력 운동은 이러한 근육 손실을 방지하고, 심지어 역전시킬 수 있다. 강한 근육은 일상 활동을 더 쉽게 수행할 수 있게 하고, 낙상 위험을 줄이며, 전반적인 신체적 기능을 향상시킨다.

근력 운동은 또한 대사 건강에 중요한 영향을 미친다. 근육은 신체의 주요 대사 기관 중 하나이며, 더 많은 근육량은 더 높은 기초 대사율을 의미한다. 기초 대사율이 높을수록 신체는 휴식 상태에서도 더 많은 칼로리를 소모하게 된다. 이는 체중 관리와 체지방 감소에 기여하며, 장기적으로는 비만과 관련된 건강 문제의 위험을 감소시킨다.

근력 운동은 뼈 건강에도 긍정적인 영향을 미친다. 이 운동은 뼈에 스트레스를 가하고, 이에 대한 반응으로 뼈가 더 강하고 밀도가 높아지도록 한다. 이는 골밀도를 증가시키며, 골다공증의 위험을 줄인다. 특히 노년기에 근력 운동을 지속하는 것은 뼈의 건강을 유지하고, 골절 위험을 줄이는 데 중요하다.

근력 운동은 정신 건강에도 이점이 있다. 이 운동은 스트레스와 불안을 감소시키고, 우울증 증상을 완화할 수 있다. 운동 중에는 엔도르핀과 같은 기분 좋은 화학물질이 방출되며, 이는 기분을 개선하고 스트레스를 감소시킨다. 또한, 근력 운동은 자신감을 증가시키고, 성취감을 제공하며, 전반적인 삶의 질을 향상시킨다.

근력 운동을 시작할 때는 올바른 기술과 안전한 운동 방법을 익히는 것이 중요하다. 부상을 예방하기 위해서는 적절한 자세와 기술을 사용해야 한다. 초보자는 전문가의 지도를 받거나, 낮은 강도와 무게로 시작하여 점진적으로 강도를 높여야 한다. 일반적으로 주 2~3회의 근력 운동이 권장되며, 모든 주요 근육 그룹을 작업하는 것이 중요하다.

○●○ 체력 증진 운동의 목표 정하기

피로와 스트레스를 관리하기 위한 운동 계획을 세울 때는 구체적인 체력 향상 목표를 설정하는 것이 필수적이다. 피로와 스트레스 관리를 1차 목표로 두고 스스로 분명한 운동 목표를 세워보자. SMART 프레임워크를 활용한 목표 설정의 예는 다음과 같다.

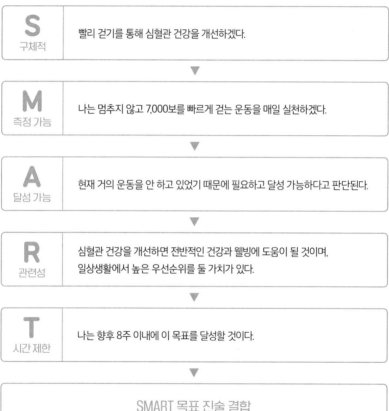

S 구체적
빨리 걷기를 통해 심혈관 건강을 개선하겠다.

▼

M 측정 가능
나는 멈추지 않고 7,000보를 빠르게 걷는 운동을 매일 실천하겠다.

▼

A 달성 가능
현재 거의 운동을 안 하고 있었기 때문에 필요하고 달성 가능하다고 판단된다.

▼

R 관련성
심혈관 건강을 개선하면 전반적인 건강과 웰빙에 도움이 될 것이며, 일상생활에서 높은 우선순위를 둘 가치가 있다.

▼

T 시간 제한
나는 향후 8주 이내에 이 목표를 달성할 것이다.

▼

SMART 목표 진술 결합
"향후 8주 이내에 7,000보를 쉬지 않고 빠르게 걸으면서 심혈관 건강을 개선하겠다."

○●○ 좋아하는 활동 선택하기

피로와 스트레스를 관리하기 위한 운동 루틴을 만들 때는 즐거운 활동을 선택하는 것이 중요하다. 진정으로 좋아하는 신체 활동에 참여하면 운동 일정을 일관성 있게 유지해서 스트레스 관리 뿐 아니라 에너지 수준을 높여 리버스 에이징을 경험할 수 있게 된다.

과거에 즐겨했던 신체 활동 유형이나 평소 해 보고 싶었던 운동이 무엇인지 생각해 보자. 정적인 운동을 좋아하는가? 빠른 운동을 좋아하는가? 스트레스와 피로를 해소하고 지속 가능한 운동이 되려면 일단 재미있는 것이 중요하다.

특별히 하고 싶은 운동이 없다면 다양하게 경험하는 것도 좋다. 다양한 운동을 루틴에 통합하면 덜 지루하게 신체 활동 시간을 늘릴 수 있다. 심혈관 운동, 근력 운동, 유연성 운동, 이완 기법을 골고루 해 보자.

다른 사람들과 교류하면 스트레스 해소와 동기 부여에 도움이 될 수 있다. 그룹 운동 수업, 스포츠 팀 또는 친구들과 함께하는 운동 세션에 참여하는 것을 고려해 보자.

심신 단련에 도움이 되는 운동을 선택하는 것은 스트레스 관리와 이완에 특히 도움이 된다. 요가, 태극권, 필라테스 또는 신체 활동과 명상 및 심호흡을 결합한 마음챙김 기반 수련을 예로 들 수 있다.

자연 속에서 시간을 보내면 스트레스가 줄어들고 기분이 좋아지며 행복감이 높아지는 것으로 밝혀졌으므로 가능하면 야외 운동을 선택해 보자. 걷기, 조깅, 하이킹, 자전거 타기, 야외 그룹 스포츠 참여 등이 그 예이다.

피로가 심하거나 신체적 한계가 있는 경우, 신체에 무리가 가지 않으면서도 이완과 스트레스 해소에 효과적인 저강도 운동을 고려해 보자. 수영, 수중 에어로빅, 가벼운 요가 등이 그 예이다.

피로와 스트레스 관리에 도움이 되는 운동을 선택하면 운동 루틴에 충실하고 규칙적인 신체 활동의 다양한 이점을 경험할 가능성이 높아진다. 이는 더 건강하고 균형 잡힌 라이프스타일에 기여하고 장기적으로 스트레스와 피로를 효과적으로 관리하는 데 도움이 된다.

운동에 대한 일반적인 장벽 극복하기

○●○ 시간 제약 관리하기

시간 제약은 피로와 스트레스를 관리하기 위한 즐거운 활동에 참여하는 데 큰 장애물이 될 수 있다. 일과 가족, 개인적인 책임의 균형을 맞추다 보면 좋아하는 활동에 참여할 시간을 찾기가 어려울 수 있다. 하지만 시간 제약을 극복하고 즐거운 활동을 일상에 통합하는 데 도움이 되는 몇 가지 전략이 있다.

전반적인 웰빙과 스트레스 관리를 위해 좋아하는 활동에 참여하는 것이 얼마나 중요한지 인식해야 한다. 이러한 활동을 직장이나 가족과의 약속처럼 일상에서 타협할 수 없는 우선순위로 정하고 실천해 보자.

도저히 시간을 따로 만들기 어렵다면 잠깐씩이라도 시간을 내서 해보자. 예를 들어, 식사 후 잠깐, 출퇴근 길에 잠깐 시간을 내면 신체 활동을 늘릴 수 있다. 줄을 서서 기다리는 동안, 신호등을 기다리면서, 마음챙김 기술을 연습해 보자. 또 뒤꿈치 들기 운동이나 케겔 운동 등을 틈틈이 해 보자.

즐거운 활동을 기존 루틴에 통합할 수 있는 방법을 찾아보자. 운동하면서 음악이나 팟캐스트를 듣거나, 출퇴근 중에 심호흡법을 연습하거나, 가족 구성원이 스트레스 해소에 도움이 되는 재미있는 활동에 참여해 보는 것이다.

매주 초에 일정을 검토하고 즐거운 활동을 할 수 있는 시간대를 파악하자. 미리 계획을 세우면 스포츠 활동이나 운동에 우선순위를 둘 수 있고, 일관성을 유지하기가 더 쉬워진다.

마지막으로 큰 이벤트가 끝나고 여유 시간이 생기면 유연하게 활용할 수 있도록 미리 루틴을 만들어 놓자. 즉, 집안 행사나 회사 프로젝트가 끝나면 자연을 느낄 수 있는 등산이나 하이킹을 가는 것도 좋은 방법이다. 또 집이나 회사에 좋아하는 활동과 관련한 용품이나 장비를 두고 기회가 생길 때마다 운동을 하는 것도 좋다.

이러한 전략을 활용하면 시간 제약을 효과적으로 관리하고 피로와 스트레스를 관리하기 위한 즐거운 활동에 참여하는 데 있어 흔히 발생하는 장벽을 극복할 수 있다. 이러한 활동의 우선순위를 정하고 사용 가능한 시간을 최대한 활용하면 일관된 일상을 유지하여 정신적, 정서적 웰빙을 개선하는 데 도움이 될 것이다.

○●○ 타인의 시선에 대한 두려움 극복하기

타인의 시선이나 판단에 대한 두려움은 피로와 스트레스를 관리하기 위해 좋아하는 활동을 선택할 때 중요한 장벽이 될 수 있다. 우리는 종종 다른 사람들이 자신의 능력이나 외모를 어떻게 인식하는지에 대한 걱정 때문에 새로 배우는 것을 꺼리기도 한다. 하지만 다음과 같은 전략을 활용하면 타인의 평가에 대한 두려움을 극복하고 자신감 있게 즐거운 활동에 참여할 수 있다.

먼저 나의 인생에 집중하자. 남의 말 하기를 좋아하는 사람들이 있다. 남의 말은 대개 욕이 된다. 그런데 그런 사람들이 나에게 전혀 중요한 사람이 아니라는 것이 중요하다. 그리고 나보다 몸매가 좋거나 운동을 잘하는 사람과 비교하면서 주눅들 필요도 없다. 우리는 저마다 다르며, 다른 사람과 비교하기보다는 자신의 개인적인 발전 과정에 집중하는 것이 중요하다. 목표 달성에 집중하고 그 과정에서 성공을 축하하면서 발전하는 나를 생각하자.

타인의 시선과 비교에서 오는 스트레스로 내 신경이 집중될 때는 마음챙김을 하고 생각이나 걱정을 차단하자. 대신 이 즐거운 활동에 참여함으로써 얻을 수 있는 수많은 혜택으로 초점을 전환하자. 정신적, 정서적, 신체적 웰빙에 미치는 긍정적인 영향에 집중하는 것이다.

편안하고 도움을 받을 수 있는 운동 환경을 선택하는 것도 방법이다. 작은 규모의 피트니스 스튜디오나 개인 트레이닝 세션 또는 편안함을 느낄 수 있는 야외 공간이 도움이 된다.

익숙한 활동부터 시작하여 새로운 운동이나 도전 과제를 점차 통합하여 점진적으로 편안함을 높여 보자. 자신의 능력에 대한 자신감이 생기면 판단에 대한 두려움이 줄어든다. 또 활동에 적합하면서 편안함을 느낄 수 있는 옷을 입어보자. 운동 능력을 올릴 뿐 아니라 몸매도 보정되어 자신감이 올라갈 것이다.

마지막으로 나 자신을 가장 사랑하고 지지하는 응원자가 되자. 친구에게 말하는 것보다 가혹하게 스스로를 몰아붙이지 않아야 한다. 하루 이틀 빼먹을 수 있다. 그럴 때 스스로를 한심해하면서 포기해 버리는 사람들이 있다. 완벽한 사람은 없다. 상황에 맞춰 자선책이 될 신체 활동을 하고 이어나가려는 마음을 유지하는 것이 중요하다. 비슷한 상황에 처한 친구를 대하듯 친절하게 인내심을 가지고 자신을 대해 보자.

이러한 전략을 실행하면 타인의 시선이나 평가에 대한 두려움을 극복하고, 피로와 스트레스 관리를 위해 좋아하는 활동에 자신감 있게 참여할 수 있다. 피트니스 여정을 받아들이고 자신을 지지하는 환경과 사람들로 주변을 둘러싸면 여러 장벽을 극복하고 일관된 운동 루틴을 유지하는 데 도움이 될 수 있다.

9장

생명력 가득한 식탁

_신선 식품과 항노화 식품

맛있는 독소가 촉진하는 대사피로와 노화

○●○ 맛있지만 나쁜 탄수화물, 당독성

흰 빵, 도넛, 페이스트리, 바삭한 과자들은 하얀 밀가루와 설탕을 기본으로 만드는 식품들이다. 밀가루는 밀을 도정하는 과정에서 밀이 가지고 있는 천연 섬유질, 비타민, 미네랄이 제거되고 단순 탄수화물만 남아 우리 몸에서 혈당을 빠르게 많이 올리게 된다. 탄산음료, 스포츠음료, 가당 주스, 그리고 젤리와 사탕은 설탕을 기본으로 만드는 식품들이다. 과도한 설탕 섭취 역시 우리 몸에서 혈당을 빠르게 많이 올리게 한다.

혈당 수치가 지속적으로 높으면 포도당이 체내 단백질, 지질, 핵산과 반응하여 최종당화산물(advanced glycation end products, AGEs)을 형성할 수 있다. 이는 우리 몸에서 독성으로 작용하는 대표적인 물질로 원래 역할이 있던 단백질, 지질, 핵산에 당이 붙어서 기능을 방해하게 된다. 비유를 들자면, 우리가 항상 30kg 가방을 들고 다니면서 생활을 한다고 상상해 보자. 바른 자세도 어렵고, 해야 할 일을 제대로 하기도 어렵다. 마찬가지로 당이 붙어서 변형된 물질들은 기능을 제대로 못 하고, 각 장기의 조직에 축적되고, 이는 조직의 구조적 및 기능적 변화를 일으켜 죽상동맥경화증, 신장 질환, 신경 퇴행성 질환 등 다양한 노화 관련 질환을 발병하게 한다.

포도당 수치가 높으면 세포 내에 활성산소물질(ROS)의 생성이 증가하여 지질, 단백질, DNA를 포함한 세포 성분에 산화적 손상을 일으킬 수 있다. 산화 스트레스는 노화와 노화 관련 질병 발병의 중요한 요인이며, 미토콘드리아 기능과 에너지 생성을 손상시켜 육체 피로를 유발하기도 한다. 또 만성 고혈당증은 염증 신호 경로를 활성화하여 전 염증성 사이토카인과 케모카인을 생성하여 조직 손상, 세포 기능 장애 및 만성 질환의 발병을 유발할 수 있다. 염증은 정상적인 신진대사 과정과 신경전달물질 기능을 방해하여 피로와 노화에 직결된다.

포도당 수치가 높아지면 세포 내 에너지를 생산하는 미토콘드리아의 기능이 손상될 수 있다. 이로 인해 우리 몸이 필요로 하는 에너지 생산량이 감소하며, 이는 신체적 피로를 유발할 수 있다. 또한, 에너지 생산 감소와 함께 산화 스트레스가 증가하면 노화와 노화 관련 질병의 발병 위험을 높일 수 있다. 산화 스트레스는 세포의 손상과 염증 반응을 증가시키며, 이는 여러 건강 문제로 이어질 수 있다.

장기간의 고혈당은 세포 내 인슐린 신호 경로에 영향을 미치며, 이는 인슐린 저항성을 유발하여 제2형 당뇨병의 발병으로 이어질 수 있다. 인슐린 저항성은 세포가 포도당을 흡수하고 이용하는 능력을 저하시키며, 이는 사용 가능한 에너지원의 감소를 초래한다. 결과적으로, 이러한 상태는 피로의 악화를 가져올 수 있다.

또 혈관 내벽인 내피의 기능에도 부정적인 영향을 미친다. 내피 기능의 손상은 혈류 감소를 초래하며, 이는 조직에 산소와 영양분의 전달을 방해한다. 내피 기능 장애는 심혈관 질환의 발병과 직접적으로 관련이 있으며, 세포에 대한 산소와 에너지 기질의 가용성 감소로 인해 피로를 유발할 수 있다. 이러한 복합적인 영향은 신체의 건강 상태에 중대한 영향을 미치며, 고혈당 상태의 주요 원인이 된다.

○●○ 매력적인 나쁜 지방, 지질 독성

쇼트닝, 튀긴 음식, 가공육이나 기름이 많은 마블링 적색육은 우리 몸에 나쁜 트랜스 지방이 많이 들어 있다. 나쁜 지방의 과도한 섭취는 지질 독성을 유발한다. 지질 독성은 우리 몸의 장기 중에 간, 심장, 췌장, 근육처럼 지방이 별로 없어야 하는 장기에 지방이 축적되어 생기는 독성을 말한다.

이는 우리 몸이 지방을 저장할 수 있는 지방조직의 용량이 초과되어 어쩔 수 없이 저장되는 것으로 해당 장기의 세포 기능 장애, 염증 반응, 세포 괴사를 유발하게 된다. 즉, 간에 지방이 축적되면 지방간이 되어 간기능이 손상되고, 심장 근육에 지방이 축적되면 심장 기능이 저하되며, 췌장에 지방이 쌓이면 췌장 기능의 저하로 소화장애와 당뇨병 위험이 올라간다.

이러한 지질 독성은 당독성처럼 인체 곳곳에서 다양한 부작용을 일으킨다. 즉, 산화 스트레스와 염증, 미토콘드리아와 소포체 기능 장애, 자가포식 변화, 인슐린 신호 전달 장애와 같은 메커니즘으로 우리 몸의 노화를 촉진한다.

비만한 사람들 중에는 활력이 없는 사람들이 많이 있다. 많이 먹는데 기운이 없어 움직이질 않는다. 이는 세포 기능 저하와 밀접하다. 에너지원이 들어와도 몸속에서 에너지를 만들지 못하고 쌓게 되는 것이다. 원래 우리 몸의 세포 속에서 미토콘드리아는 우리에게 필요한 에너지를 만들고, 소포체는 해당 세포가 존재하는 장기에 필요한 단백질을 만드는 역할을 한다. 예를 들면, 간세포 안에 소포체는 해독을 담당하는 효소 단백질을 합성하고, 췌장 세포에서는 소화효소와 인슐린을 합성한다. 그런데 지질 독성이 발생하면 세포 내에 에너지도 잘 만들지 못하고, 각 조직이 일을 할 때 필요한 단백질 합성을 하지 못하게 된다.

지질 독성의 또 다른 문제는 기능을 다한 세포를 처리하는 프로그래밍의 손상이다. 우리 몸의 프로그래밍은 나름 꽤 정교해서 주변의 정상 세포들에게 영향을 주지 않으면서 수명을 다한 세포들을 깔끔하게 처리하고, 쓸만한 원료들은 다시 재활용할 수 있게 설계되어 있고 이를 자가포식(Autophagy)이라 부른다. 지질 독성은 이 자가포식 프로그래밍도 손상시켜서 문제가 되는 세포가 사라질 때 주변 조직에 많은 염증 관련 물질을 분비하여 주변의 정상 기능이 가능한 세포들까지 손상된다.

지질 독성은 존재 자체로 활성산소종(ROS)의 생성이 증가하여 지질, 단백질, DNA와 같은 세포 구성 요소에 산화적 손상을 일으킬 수 있다. 또 염증 신호 경로를 활성화하여 전 염증성 사이토카인과 케모카인을 생성하여 조직 손상과 만성 질환의 발병을 유발할 수 있다. 산화스트레스와 염증 물질은 정상적인 신진대사 과정과 신경전달물질 기능을 방해하여 피로를 유발하고 노화 및 노화 관련 질병들의 발병을 촉진한다.

지질 독성 역시 당독성처럼 인슐린 신호 전달 경로를 손상시켜 인슐린 저항성과 제2형 당뇨병 발병으로 이어질 수 있다. 인슐린 저항성은 세포의 포도당 흡수와 이용을 저해하기 때문에 세포가 에너지를 만드는 것을 방해하여 피로와 노화를 악화시킬 수 있다.

지질 독성의 원인 음식으로 포화지방과 트랜스지방이 많은 튀긴 음식이나 기름기 많은 고기, 그리고 가공식품 외에 또 빠질 수 없는 것이 술이다. 술은 그 자체로 가장 강력한 독소일 뿐 아니라, 혈중 중성지방을 높이고 간세포를 손상시켜 지방간을 만든다. 간에 쌓여 있는 지방도 지질 독성을 가지며, 우리 몸을 빠르게 노화시킨다.

○●○ 나도 모르게 빠지는 식품 산업의 마케팅

오늘날의 식품 산업은 날로 발전하여 더 맛있고, 더 편리하고 심지어 더 저렴하기도 한 식품들이 매번 새롭게 출시하여 우리의 눈과 입을 자극한다. 바쁜 현대인에게 거부하기 어려운 옵션이지만, 안타깝게도 이러한 음식은 우리 몸에서 염증과 산화 스트레스를 조장하여 오래 노출되면 늘 피로하고 늘어지고 싶게 만들면서 노화를 촉진한다.

맛이 좋도록 설계되고 첨가당, 건강에 해로운 지방, 나트륨이 다량 함유된 초가공식품이 널리 보급되면서 과잉 섭취를 유발하고, 염증과 산화 스트레스를 촉진할 수 있다. 이러한 식품은 상온 보관이 가능하고 편리하며 시각적으로도 매력적으로 보이도록 설계되어 건강에 해로운 것을 알면서도 사실 거부하기는 쉽지 않다.

지난 수십 년 동안 우리는 점점 더 많이 먹게 되었다. 그 이유 중의 하나가 1인분 크기가 점점 커진 환경의 변화이다. 과거 코키 콜라 한 캔은 250cc가 되지 않았지만, 이제는 500cc짜리를 사 먹게 되었다. 이는 비단 코카콜라만의 이야기는 아니다. 거의 모든 음료, 과자, 가공식품이 그렇게 변하고 있다. 이는 과잉 소비와 비만 증가에 기여했다.

현대의 식품 환경은 상충되는 영양 정보의 과부하가 특징이다. 예를 들면, 토마토케첩에는 토마토보다 더 많은 라이코펜이 들어있다고 강조되어 있다. 라이코펜은 가장 대표적인 항산화물질로 피로와 노화를 관리할 때 강조되는 물질이다. 라이코펜이 토마토보다 토마토케첩에 더 많이 들어 있다고 해서 토마토케첩이 몸에 좋은 걸까? 절대 아니다. 토마토케첩에는 단순당이 많이 들어 있는 것 자체가 문제이다. 즉, 염증 해소에 도움이 될 수 있는 라이코펜보다 염증을 유발하는 당이 훨씬 많이 들어 있는 것이다. 가당 음료에 비타민 C와 칼슘이 많다고 강조하는 것도 마찬가지이다. 가당 음료에 항산화물질의 대표인 비타민 C가 많이 들어 있지만, 염증 유발 물질인 당류가 훨씬 더 많이 들어 있다.

식품 회사는 소비자의 제품 구매를 유도하기 위해 마케팅 및 광고

캠페인에 막대한 투자를 한다. 늦은 시간에 인지도가 높은 연예인이 등장하는 라면, 치킨, 주류 광고를 생각해 보자. 또 패스트푸드 브랜드에서 햄버거와 콜라 세트에 어린이들이 좋아하는 캐릭터를 합쳐서 한정 판매하는 이벤트를 생각해 보자. 또 탄산음료나 스포츠음료에 건강한 스포츠 선수나 캐릭터를 활용하는 마케팅을 생각해 보자.

세상에 존재하는 거의 모든 질병의 발병과 악화에 관여하는 기전이 한 가지 있으니, 바로 "저강도 만성 염증"이다. 이런 음식들의 특징이 일단 한 입 먹으면 웃음이 난다는 것이다. 식감과 향, 그리고 맛이 매우 매력적인 음식들이다. 가끔 먹으면 기분 전환도 되고 좋을 수 있지만, 자주 먹으면 저강도 만성 염증을 일으켜 오히려 기분이 나빠지고, 노화가 촉진되며, 피로하게 만드는 음식이기도 하다.

역노화를 위한 항염증, 항산화 식품들

스트레스와 피로, 노화의 공통 메커니즘은 전신 만성 염증이며, 이로 인해 우리 몸이 에너지를 잘 만들지 못하게 되는 것이다. 따라서 염증을 줄이고, 혈관 기능을 올리면서, 세포에서 에너지를 만드는 미토콘드리아 기능을 올려주는 항염증 식단이 도움이 된다. 식단을 구성하는 핵심 식품군을 먼저 알아보자.

○●○ 채소와 과일_비타민, 미네랄, 생리활성물질의 집합체

과거 우리 선조들은 우리보다 훨씬 더 다양한 과일과 채소를 먹었다. 산업사회가 되면서 우리는 점점 편식을 하게 된 것이다. 점점 단조로운 식사를 하게 된다는 것을 기억하며, 최대한 다양하게 먹어보려고 노력하자. 일일이 양을 정해서 먹기에는 복잡하다.

쉽게 무지개를 기억하라고 이야기한다. 무지개색을 생각하며 채워 먹는 것이다. 과일과 채소의 각 색은 고유한 건강상의 이점을 제공하는 다양한 유형의 영양소와 파이토케미컬(Phytochemical)이다. 파이토케이컬은 우리 몸에 들어와 항산화 작용, 해독 작용, 면역력 증강, 호르몬 지원, 항염 작용 등의 다양한 생리활성 기능을 하는 물질들이며, 각각 독특한 색깔을 지닌다.

✳ 빨간색

토마토, 붉은 피망, 딸기, 라즈베리, 체리, 수박, 빨간 사과, 빨간 포도, 분홍 자몽, 석류, 적양배추, 비트 등 레드 푸드에는 리코펜(Lycopene)과 안토시아닌(Anthocyanins)이 풍부하여 항염증 효과가 뛰어나다. 이 덕분에 면역 기능, 심혈관 질환, 암의 위험을 줄이는 데 도움이 된다. 종종 리코펜이나 안토시아닌과 같은 생리활성물질의 효과 때문에 이들을 보충하기 위해 보충제 형태로 사서 먹는 경우가 있는데, 빨간색 과일과 채소에는 리코펜이나 안토시아닌만 들어 있는 것이 아니다. 그 외에도 매우 다양한 필수 비타민과 미네랄이 풍부하게 들어있고, 비타민 C, 엽산, 칼륨이 대표적이다. 즉, 과일이나 채소로 섭취할 때 더 다양한 영양소를 함께 얻을 수 있다는 것을 기억하자.

토마토, 수박, 핑크 자몽과 같은 식품에서 있는 리코펜은 강력한 항산화제로 심혈관 질환과 전립선암 감소 효과에 대한 연구들이 많다. 또 자외선 손상으로부터 피부를 보호하는 데 도움이 된다.

체리, 라즈베리, 빨간 사과와 같은 붉은 과일에는 안토시아닌이 풍부하다. 안토시아닌은 염증을 줄이고 혈압을 낮추며 심장 질환과 암을 예방하는 데 도움이 될 수 있는 항산화제이다.

✳ 주황색/노란색

당근, 고구마, 호박, 버터넛 스쿼시, 오렌지, 귤, 레몬, 자몽, 망고, 복숭아, 천도복숭아, 파파야, 파인애플, 캔털루프, 노란 피망, 옥수수, 노란 여름 호박에는 건강한 시력, 피부, 면역 기능에 필수적인 비타민 A 로 전환되는 베타카로틴이 풍부하게 함유되어 있다. 또한 항산화 및 항염증 작용을 하는 플라보노이드인 헤스페리딘이 함유되어 있어 혈압을 낮추고 심장 질환의 위험을 줄이는 데 도움이 될 수 있다.

베타카로틴(Beta-carotene)은 당근, 고구마, 살구와 같은 주황색과 노란색 과일과 채소에 많이 함유되어 있는 파이토케미컬이다. 우리 몸은 베타카로틴을 건강한 시력, 피부, 면역 기능에 필수적인 비타민 A로 전환한다.

오렌지, 레몬, 자몽과 같은 감귤류 과일에서 발견되는 헤스페리딘 (Hesperidin)은 항산화 및 항염증 작용을 하는 플라보노이드이다. 혈압을 낮추고 심장 질환의 위험을 줄이는 데 도움이 될 수 있다.

✳ 녹색

브로콜리, 방울양배추(브루셀스프라우트), 시금치, 케일, 파, 콜라드 그린, 근대, 녹두, 완두콩, 아스파라거스, 녹색 피망, 오이, 호박, 풋사과, 키위, 청포도, 라임, 아보카도 등 녹색 채소와 과일에는 암을 예방하는 데 도움이 될 수 있는 항산화 성분인 엽록소가 함유되어 있다. 또 글루코시놀레이트, 루테인, 제아잔틴이 풍부하여 특정 유형의 암을 예방하고 눈 건강을 유지하며 면역 기능을 지원하는 데 도움이 될 수 있다. 또한 비타민 A, C, K는 물론 철분, 칼슘, 칼륨의 훌륭한 공급원이다.

엽록소(Chlorophyll)는 녹색 채소에 색을 부여하며 암 예방에 도움이 될 수 있는 항산화 특성을 가지고 있다.

글루코시놀레이트(Glucosinolates)는 브로콜리, 케일, 양배추와 같은 십자화과 채소에서 발견되며, 유황 함유 화합물로 그 대사물인 설포라 판이 더 잘 알려져 있다. 이 물질들은 암세포의 성장을 억제하여 특정 유형의 암으로부터 보호하는 데 도움이 될 수 있다.

루테인(Lutein)과 제아잔틴(Zeaxanthin)은 건강기능식품으로 히트치면 서 누구나 아는 파이토케미컬이다. 시금치, 케일과 같은 잎이 많은 녹 색 채소와 완두콩, 아보카도에 많이 함유되어 있다. 눈 건강을 유지하 는 데 필수적이며 노화와 관련된 황반변성 및 백내장을 예방하는 데 도움이 될 수 있다.

✳ 파란색/보라색

블루베리, 블랙베리, 보라색 포도, 자두, 무화과, 건포도, 자두, 보라 색 감자, 가지, 적양파, 보라색 양배추, 보라색 콜리플라워, 보라색 아스 파라거스 등 파란색과 보라색 채소나 과일에는 안토시아닌과 레스베라 트롤이 풍부하여 심장병, 암, 인지 기능 저하를 예방하는 데 도움이 되 는 강력한 항산화 성분을 함유하고 있다. 또 면역 기능, 심장 건강, 소화 를 돕는 비타민 C, 칼륨, 식이섬유도 풍부하게 함유되어 있다.

앞서 언급했듯이 안토시아닌은 블루베리, 블랙베리, 자두와 같은 파 란색과 보라색 과일에서 발견된다. 안토시아닌은 심장 질환, 암, 인지 기능 저하를 예방하는 데 도움이 되는 강력한 항산화 특성을 가지고 있다.

레스베라트롤(Resveratrol)은 포도, 석류, 진한 색깔의 베리에 함유되어 있는 강력한 항산화, 항염증 물질이다. 심장 질환과 갱년기 관리에 도움이 되는 것으로 알려져 있으며, 눈 건강과 암 예방에 대한 연구도 많이 진행되고 있다.

가끔 이런 이유로 와인이 혈관 건강에 도움이 된다고 생각하기도 한다. 하지만 최근 잘 디자인된 정밀한 연구 들에서는 포도에서 얻을 수 있는 항염증 효과보다 알코올 때문에 생기는 염증 효과가 더 크기 때문에 여전히 술은 많이 마시지 않아야 한다는 결론을 내렸다. 즉, 술과 관련해서 가장 좋은 전략은 와인을 이미 즐기고 있다면 적당히(여성은 하루 최대 한 잔, 남성은 두 잔) 마시되, 건강에 좋다고 알려진 효능을 위해 와인을 새로 마시기 시작할 필요는 없다.

✳ 흰색/아이보리색/갈색

콜리플라워, 흰 양송이버섯, 양파, 마늘, 파, 샬롯, 흰 감자, 순무와 같은 흰색 식품은 색이 화려하지는 않지만 비타민 C, 칼륨, 섬유질과 같은 필수 영양소를 제공한다. 또 알리신과 케르세틴과 같은 화합물이 함유되어 있어 면역 기능과 심장 건강을 지원하고 암과 알레르기를 예방하는 데 도움이 될 수 있다. 최근에는 버섯에 더 다양한 항염증, 항암물질이 있는 것으로 알려져 연구가 활발히 진행 중이다.

알리신(Allicin)은 마늘, 양파, 부추에 함유되어 있으며, 항균, 항바이러스, 항진균 작용을 하는 황 함유 화합물이다. 알리신은 혈압을 낮추고 심장 질환의 위험을 줄이는 데 도움이 될 수 있다.

케르세틴(Quercetin)는 양파, 사과, 백차(White tea)에 함유되어 있으며, 항산화 및 항염증 작용을 하는 플라보노이드이다. 심장 질환, 암, 알레르기를 예방하는 데 도움이 될 수 있다.

☀ 채소와 과일을 다양하게 먹을 때 주의 사항

레인보우 다이어트는 엄격한 계획이 아니라 매일 식사에 더 많은 과일과 채소를 포함시키기 위한 일반적인 지침이다. 내가 가진 에너지 안에서 적당히, 어제보다 오늘 조금 더 즐기려고 해 보자. 이러한 접근 방식은 전반적인 건강을 지원하는 필수 영양소, 항산화제, 항염증 화합물을 제공하여 피로, 스트레스, 노화 관리에도 도움이 될 수 있다.

단, 과일과 채소를 섭취할 때 고려해야 할 몇 가지 주의 사항이 있다. 요즘 채소와 과일은 잔류 농약이 함유되어 있을 수 있다. 농약 노출을 최소화하기 위해 잘 씻어서 먹고, 가능하다면 유기농 마크를 선택하는 것도 도움이 된다.

시금치, 비트 채소 등 일부 채소에는 옥살산염이 많이 함유되어 있어 신장 결석에 취약한 사람의 경우 신장 결석을 유발할 수 있다. 신장 결석 병력이 있는 경우, 한때 시금치를 절대 먹으면 안 되는 것처럼 언론에 나오기도 했으나, 사람이 식사에서 섭취하는 정도의 양으로 신장 결석이 생기지는 않으니 안심해도 된다.

일부 과일과 채소에는 과민성대장증후군(IBS) 환자에게 위장 증상을 유발할 수 있는 FODMAP(발효성 올리고당, 이당류, 단당류 및 폴리올)으로 알려진 발효성 탄수화물이 함유되어 있다. 다른 식사를 골고루 하지 않고 채소와 과일 위주의 식사를 하게 되면 오히려 속이 더부룩하고 설사를 할 수 있으니 양을 잘 조절해야 한다.

당도가 높은 과일의 경우 섭취량을 조절하는 것이 중요하다. 또 과일의 경우 씹어 먹지 않고 갈아 마시게 되면 식이섬유가 파괴되기 때문에 일종의 정제 탄수화물이 될 수 있다는 것을 기억해야 한다.

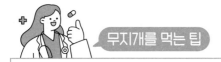

무지개를 먹는 팁

▷ 다양한 색상의 채소와 과일을 섞어 다채로운 샐러드를 만들어 보자.

▷ 좋아하는 파스타나 볶음 요리에 다양한 색상의 채소를 추가해 보자.

▷ 다양한 과일 조합으로 스무디를 만들어 영양이 가득한 간식으로 즐겨보자.

▷ 새롭고 이국적인 과일과 채소를 실험해 식단에 다양성을 더해 보자.

▷ 끼니마다 접시의 반을 채소로 채우면 다양한 색상과 영양소를 골고루 섭취할 수 있다.

○●○ **통곡물**_건강한 탄수화물

통곡물에는 곡물 알갱이의 세 부분인 밀기울, 배유, 배아가 모두 포함되어 있어 다양한 필수 영양소, 섬유질, 파이토케미컬을 제공한다. 이로 인해 항산화, 항염증 효과가 있으며, 심혈관 건강, 체중과 혈당 관리, 암 예방, 장 건강 등 다양한 건강상 이점이 증명되어 있다.

다음은 다양하게 활용하길 바라는 몇 가지 통곡물 정보이다.

✳ 현미

섬유질, 비타민 B군, 마그네슘, 인이 풍부한 현미는 혈당 조절에 도움이 되어 제2형 당뇨병의 위험을 줄일 수 있고, 소화기관 건강에도 도움이 된다.

✳ 보리

수용성 식이섬유, 비타민, 미네랄이 함유되어 있어 콜레스테롤 수치를 낮추고 소화를 개선하며 심장 건강에 도움이 될 수 있다.

✳ 귀리

영어 이름인 오트로 더 알려진 귀리에는 베타글루칸이라는 수용성 식이섬유가 풍부하다. 또 귀리는 글루텐이 거의 들어 있지 않아 글루텐 프리 다이어트에도 좋은 선택이 된다.

✳ 퀴노아

단백질, 섬유질, 철분, 마그네슘의 좋은 공급원인 퀴노아는 혈당 조절, 포만감 증진, 근육 성장 및 회복에 도움이 될 수 있다.

✳ 메밀

글루텐이 없는 유사 시리얼인 메밀은 섬유질, 단백질, 마그네슘과 같은 미네랄이 풍부하다. 혈당 조절, 심장 건강 지원, 체중 관리에 도움이 될 수 있다.

✳ 기장

식이섬유, 비타민 B군, 마그네슘과 같은 미네랄이 풍부한 기장은 소화, 심장 건강, 혈당 조절에 도움을 줄 수 있다.

✳ 호밀

섬유질과 필수 영양소의 좋은 공급원인 호밀은 체중 관리, 소화 개선, 심장 건강에 도움이 될 수 있다.

✳ 파로

섬유질, 단백질, 비타민이 함유된 고대 곡물인 파로는 혈당 조절, 소화기 건강 지원, 포만감 증진에 도움이 될 수 있다.

✳ 통밀빵, 파스타

통밀가루로 만든 빵이나 파스타를 이용한 요리는 식이섬유, 비타민 B군, 미네랄이 풍부하다. 소화를 놉고 심장 건강을 지원하며 체중 관리에 도움이 될 수 있다.

통곡물을 식단에 포함하려면 다음 팁을 고려해 보자.

(TIP) 정제 곡물을 통곡물로 대체하기

흰 쌀밥, 흰 빵, 흰 파스타를 현미, 통밀빵, 통밀 파스타로 바꾸어 먹는다.

(TIP) 다양한 통곡물로 실험해 보기

퀴노아, 보리, 불구르, 기장, 파로 등을 식단에 추가하면 다양한 영양소를 섭취할 수 있다.

(TIP) 통곡물 시리얼을 선택하기

아침 식사로 통곡물 시리얼이나 오트밀을 선택하면 당분 섭취를 줄일 수 있다.

(TIP) 통곡물 밀가루 사용하기

베이킹이나 요리를 할 때는 다용도 흰 밀가루 대신 통밀, 귀리 또는 스펠트 밀가루와 같은 통곡물 밀가루를 사용한다.

(TIP) 통곡물 간식 섭취하기

정제 곡물 스낵 대신 팝콘이나 통곡물 크래커와 같은 통곡물 간식을 선택해 보자.

통곡물을 매일 식단에 포함하면 전반적인 건강이 크게 개선되고 만성 질환의 위험이 줄어들며 건강한 체중을 유지하는 데 도움이 될 수 있다. 정제 곡물을 통곡물로 대체하여 하루에 세 번 이상 섭취해 보자. 사실 서양인들에게는 매우 어려운 일이지만 밥을 먹는 우리 한국인들에게는 그렇게 어려운 식습관이 아니다. 흰 밥 대신 잡곡밥을, 그리고 다양한 잡곡을 섞어서 먹으면 된다.

☀ 통곡물을 먹을 때 주의 사항

통곡물을 식단에 포함하면 소화 개선, 혈당 조절 개선, 체중 관리, 심장병 위험 감소 등 다양한 건강상의 이점을 얻을 수 있다. 하지만 통곡물에 대한 개인별 반응은 다를 수 있어서 아래 사항을 고려해야 한다.

밀, 보리, 호밀과 같은 일부 통곡물에는 글루텐 민감성이 있는 사람에게 소화 문제 및 기타 증상을 유발할 수 있는 단백질인 글루텐이 함유되어 있다. 이러한 경우 귀리나 퀴노아, 메밀과 같은 글루텐 프리 통곡물을 선택하는 것이 도움이 된다.

일부 사람들은 특정 통곡물에 알레르기나 과민증이 있을 수 있다.

특정 곡물을 섭취한 후 알레르기 반응이나 위장 장애가 발생하면 의료 전문가와 상담하여 추가 평가가 필요할 수 있다.

통곡물에는 철분, 아연, 칼슘과 같은 미네랄과 결합하여 흡수를 감소시킬 수 있는 천연 화합물인 피트산이 함유되어 있다. 이러한 영향을 최소화하려면 통곡물을 섭취하기 전에 불리거나 싹을 틔우거나 발효시켜 먹는 것이 도움이 된다. 이 과정은 피트산을 분해하고 미네랄 흡수를 개선하는 데 도움이 될 수 있다.

통곡물은 영양이 풍부하지만 칼로리도 높을 수 있다. 통곡물을 과잉 섭취하면 체중 증가의 원인이 될 수 있으므로 식사량을 조절하고 균형 잡힌 식단을 유지하는 것이 중요하다.

곡물은 특정 곰팡이가 생성하는 독성 화합물인 아플라톡신이나 데옥시니발레놀과 같은 곰팡이 독소로 오염되는 경우가 있다. 오염 위험을 최소화하려면 통곡물을 서늘하고 건조하며 통풍이 잘되는 곳에 보관하고 곰팡이가 보이는 곡물은 모두 버리는 것이 안전하다.

○●○ 오메가 지방산_건강한 필수 지방산

오메가-6 지방산과 오메가-3 지방산은 불포화지방산으로 좋은 지방이면서, 우리 몸에서 합성할 수 없기 때문에 반드시 식단을 통해 섭취해야 하는 필수 지방산이다.

✳ 오메가-6 지방산

오메가-6 지방산은 주로 에너지원으로 사용되며 염증, 혈액 응고 및 세포 기능 조절에 관여한다. 오메가-6 지방산은 다음과 같은 다양한 식물성 오일과 식품에 함유되어 있다.

> 식물성 오일 : 해바라기, 홍화, 옥수수, 콩기름 등
> 견과류 : 호두, 아몬드, 캐슈너트 등
> 씨앗류 : 해바라기씨, 호박씨, 참깨 등
> 식물성 기름으로 만든 마가린 및 스프레드
> 일부 가금류, 특히 짙은 색의 고기와 껍질

하지만 현대 사회에서는 오메가-3 대비 오메가-6 섭취가 너무 많은 것이 문제이다. 대부분의 식물성 기름에 튀긴 음식을 많이 먹게 되었기 때문이다. 오메가-6 대 오메가-3 비율의 불균형은 앞서 언급한 지질 독성을 유발할 수 있고, 이로 인해 염증과 만성 질환의 위험을 증가시킬 수 있다.

✳ 오메가-3 지방산

염증 감소, 뇌 건강 지원, 심장 건강 증진 등의 이점이 있는 오메가-3 지방산에는 알파-리놀렌산(ALA), 에이코사펜타엔산(EPA), 도코사헥사엔산(DHA)이라는 세 가지 주요 유형이 있다. 특히 알파-리놀렌산은 주로 다음과 같은 식물성 식품에 함유되어 있다.

> 아마씨 및 아마씨 오일, 치아 씨앗, 호두, 대마종자유, 카놀라유, 대두유, 들기름, 올리브유

EPA와 DHA는 주로 다음과 같은 지방이 많은 생선 및 해산물에 함유되어 있다.

> 연어, 고등어, 정어리, 멸치, 청어, 알바코어 참치, 굴

채식주의자나 비건은 해조류 기반 보충제를 통해 EPA와 DHA를 섭취할 수 있다.

최적의 건강을 위해서는 식단에서 오메가-6 지방산과 오메가-3 지방산의 균형 잡힌 비율을 유지하는 것이 필수적이다. 오메가-6와 오메가-3의 비율이 약 4 대 1이면 건강한 것으로 간주되지만, 많은 서구식 식단에는 이보다 훨씬 높은 비율(최대 20 대 1)이 포함되어 있다. 더 나은 균형을 이루려면 오메가-6가 풍부한 식품의 섭취를 줄이고 오메가-3가 풍부한 식품의 섭취를 늘리도록 노력하자.

○●○ **저지방 단백질**_건강한 단백질

단백질은 필수 아미노산을 섭취할 수 있는 급원이 된다. 이들은 근육과 뼈 건강, 혈관 건강, 다이어트, 면역력, 활력 증진에 필수적인 영양소이다. 다만, 마블링이 많은 고지방 단백질을 섭취하게 되면 필수 아미노산뿐 아니라 포화지방산도 섭취하게 되어 이득보다 손실이 더 클수 있다. 그래서 항상 강조하는 것이 지방이 적은 단백질이나 좋은 지방이 들어 있는 단백질을 섭취하는 것이다. 염증을 관리하는 데 도움이 되는 저지방 단백질을 섭취하고 붉은 육류와 가공육 섭취를 줄여보자. 저지방이면서 살코기 단백질의 예는 다음과 같다.

> 가금류 : 닭고기, 오리고기, 칠면조
> 생선 : 특히 연어와 같은 지방이 많은 생선
> 콩 및 콩류 : 검은콩, 강낭콩, 병아리콩, 렌틸콩
> 두부 및 템페

○●○ **건강한 음료**

건강과 웰빙을 유지하려면 수분을 충분히 섭취하고 다양한 음료를 마시는 것이 필수적이다. 가장 이상적인 것은 물을 충분히 마시는 것이지만 물 외에도 물처럼 활용할 수 있는 음료가 있으니 활용해도 좋다. 다만, 물처럼 마시면 도움이 안 되는 음료도 있으니 주의하자.

물처럼 마셔도 되는 음료

✳ 물

뭐니 뭐니 해도 맹물이 수분 보충에 가장 좋은 선택이다. 당연히 칼로리, 설탕, 첨가물이 없다.

✳ 인퓨즈드 워터

물에 레몬이나 라임, 또는 허브를 띄워 놓으면 은은한 풍미로 칼로리가 없으면서도 색다른 물을 즐길 수 있다.

✳ 허브차

수분을 공급하고 긴장을 완화하는 카모마일 차나 소화를 돕는 생강차 등 차는 성분에 따라 추가적인 건강상의 이점을 제공할 수 있다. 카페인이 없는 허브차는 카모마일, 페퍼민트, 루이보스, 히비스커스, 레몬밤이 있다.

✳ 코코넛 워터

이 천연 음료는 전해질이 풍부하여 특히 격렬한 신체 활동 후에 물 대신 마시면 좋다. 다만 가공식품 형태로 구매해야 하기 때문에 설탕 함량에 주의하고 가능하면 무가당 제품을 선택해야 한다.

주의해야 할 음료

✳ 당분이 함유된 음료

청량음료, 과일주스, 에너지 드링크, 가당 차에는 설탕과 칼로리가 다량 함유되어 있어 체중 증가, 충치 및 기타 건강 문제를 일으킬 수 있다. 종종 생과일주스에 설탕을 넣지 않은 것은 좋지 않을까 생각할 수 있지만, 과일 섭취량을 제한하고 더 건강한 대안을 선택하는 것이 피로와 노화에 도움이 된다.

✳ 카페인 음료

적당한 카페인 섭취는 일반적으로 안전하지만, 과도하게 섭취하면 불면증, 심박수 증가, 혈압 상승을 유발할 수 있다. 커피, 녹차, 홍차, 에너지 음료는 물처럼 마시지 않도록 주의해야 한다.

✳ 알코올성 음료

알코올은 과도하게 섭취하면 간 손상, 중독 및 기타 건강 문제를 일으킬 수 있으므로 적당히 섭취해야 한다. 적당한 알코올 섭취에 대한 일반적인 가이드라인은 여성의 경우 하루 최대 한 잔, 남성의 경우 하루 최대 두 잔이다. 또 얼굴이 붉게 변하는 경우라면 그 절반을 마시는 것이 권고 사항이다.

✳ 스포츠음료

스포츠음료는 운동선수와 격렬한 신체 활동을 하는 사람들에게 일시적으로 유익할 수 있지만, 설탕과 나트륨이 첨가되어 있는 경우가 많다. 따라서 대부분의 사람들에게는 물이 수분 보충에 더 좋은 선택이다.

✳ 제로 탄산음료

제로 또는 다이어트 탄산음료는 일반 탄산음료보다 더 건강한 대안으로 판매되는 경우가 많지만, 신진대사와 장 건강에 부정적인 영향을 미칠 수 있는 인공 감미료가 함유되어 있다. 탄산음료는 적당히 마시고 물과 다른 건강한 음료에 집중해 보자.

요약하면, 물과 기타 저칼로리 수분 보충 음료는 매일 섭취하기에 가장 좋은 선택이다. 전반적인 건강과 웰빙을 유지하기 위해 설탕, 카페인, 알코올음료 섭취를 줄여보자.

역노화를 위한 향신료와 영양보충제

◦●◦ 항노화 결정체_허브와 향신료

허브는 수 세기 동안 다양한 문화권에서 의학적 특성과 음식의 천연 풍미 강화제로 사용되어 왔다. 허브에는 항산화제, 파이토케미컬, 비타민, 미네랄 등 다양한 생리활성 화합물이 함유되어 있어 다양한 방식으로 건강에 긍정적인 영향을 준다. 다음은 항염증 효과가 있는 대표적인 허브이다.

✳ 강황

강황의 활성 화합물인 커큐민은 강력한 항염증 성분으로 잘 알려져 있다. 강황은 관절염, 염증성 장 질환 및 기타 염증성 질환과 관련된 염증을 줄이는 데 효과적인 것으로 나타났다.

✳ 생강

생강에는 강력한 항염 효과가 있는 진저롤과 쇼가올과 같은 화합물이 함유되어 있다. 생강은 근육통이나 생리통과 같은 염증 관련 통증을 완화하고 소화관의 염증을 줄이는 데 사용되어 왔다.

✳ 로즈메리

로즈메리에는 항염 작용을 하는 로즈메린산과 카르노산과 같은 화합물이 함유되어 있다. 이 허브는 천식, 류머티즘성 관절염 및 기타 염증성 질환과 관련된 염증을 줄이는 데 도움이 되는 것으로 나타났다.

✳ 홀리 바질(툴시)

홀리 바질(Holy Basil 또는 Tulsi)은 전통 아유르베다 의학에서 항염증 성분으로 사용되어 왔다. 연구에 따르면 홀리 바질은 자가 면역 질환, 관절염, 호흡기 질환과 관련된 염증을 줄이는 데 도움이 될 수 있다고 한다.

✳ 녹차

녹차에는 강력한 항염 작용을 하는 카테킨이라는 폴리페놀 화합물이 풍부하게 함유되어 있다. 녹차를 규칙적으로 섭취하면 심장병, 암, 당뇨병과 같은 만성 염증 관련 질환의 위험이 감소하는 것으로 알려져 있다.

✳ 보스웰리아(인도 유향)

인도 유향(Boswellia, Indian Frankincense)으로도 알려진 보스웰리아 세라타에는 강력한 항염 효과가 있는 보스웰릭산이 함유되어 있다. 전통적으로 아유르베다 의학에서 관절염과 천식 같은 염증성 질환을 치료하는 데 사용되어 왔다.

✳ 레스베라트롤

레스베라트롤은 포도, 적포도주 및 일부 베리류에서 발견되는 폴리페놀 화합물이다. 레스베라트롤은 항산화 및 항염 작용을 하며 심장 질환, 당뇨병, 신경 퇴행성 질환과 관련된 염증을 줄이는 데 도움이 되는 것으로 나타났다.

○●○ 세포 기능을 올리는 영양보충제

미토콘드리아는 세포의 발전소로, 신체가 다양한 세포 과정에 사용하는 주요 에너지 통화인 아데노신삼인산(ATP)을 생성하는 역할을 담당한다. 미토콘드리아의 적절한 기능은 전반적인 건강과 활력을 유지하는 데 필수적이다. 특정 식이 보충제는 미토콘드리아 기능을 지원하고 에너지 생산을 강화하여 신체 기능, 인지 기능 및 전반적인 웰빙을 개선할 수 있다. 다음은 미토콘드리아 기능과 에너지 생성을 촉진할 수 있는 인기 있는 식이 보충제 몇 가지이다.

✳ 코엔자임 Q10

코큐텐(CoQ10)은 미토콘드리아에서 전자 수송 사슬의 필수 구성 요소로 ATP 생성에 중요한 역할을 한다. 또 항산화제로서 미토콘드리아를 산화 손상으로부터 보호하는 기능도 있다. 코큐텐 보충제는 에너지 수준, 운동 수행 능력, 심장 건강을 개선하는 것으로 나타났다.

✳ L-카르니틴

L-카르니틴은 아미노산 유도체로 지방산을 미토콘드리아로 운반하여 ATP를 생성하기 위해 분해하는 데 도움을 준다. L-카르니틴을 보충하면 에너지 생성을 개선하고 운동 능력을 향상시키며 심장 건강을 지원하는 것으로 나타났다.

✳ 알파리포산

알파리포산(ALA)은 미토콘드리아를 산화 손상으로부터 보호하고 에너지 생성을 지원하는 강력한 항산화제이다. 또한 비타민 C와 비타민 E와 같은 다른 항산화 물질의 재생을 돕는다. ALA 보충제는 인슐린 민감성 개선, 염증 감소, 인지 기능 개선과 관련이 있다.

✳ 비타민 B군

비타민 B군, 특히 B1(티아민), B2(리보플라빈), B3(니아신), B5(판토텐산), B6(피리독신)는 미토콘드리아 에너지 생산에 중요한 역할을 한다. 이들은 탄수화물, 지방, 단백질이 ATP로 전환되는 데 관여한다. 비타민 B군을 보충하면 에너지 생산, 인지 기능 및 전반적인 건강에 도움이 될 수 있다.

✳ 마그네슘

마그네슘은 미토콘드리아 내 에너지 생산을 비롯한 수많은 세포 과정에 관여하는 필수 미네랄이다. 마그네슘은 ATP 합성에 중요한 역할을 하며 에너지 대사에 관여하는 효소가 제대로 기능하는 데 필요하다. 마그네슘 보충제는 에너지 수준, 근육 기능 및 심혈관 건강을 개선하는 데 도움이 될 수 있다.

✳ 크레아틴

크레아틴은 특정 식품에 소량 함유되어 있으며 체내에서 생성되는 자연 발생 화합물이다. 크레아틴은 특히 고강도 활동 중에 ATP를 재생하여 에너지 생산에 관여한다. 크레아틴 보충제는 운동 능력을 개선하고 근력을 높이며 인지 기능을 지원하는 것으로 나타났다. 다만 과잉 섭취 시 신장(콩팥) 기능이 떨어질 수 있으니 주의해야 한다.

✳ 아르기닌

아미노산인 L-아르기닌은 미토콘드리아 기능을 지원하여 에너지 생산에 간접적으로 기여한다. 산화질소(NO)의 전구체인 L-아르기닌은 혈관 확장을 촉진하여 혈류를 증가시키고 미토콘드리아를 포함한 세포에 영양분과 산소를 더 잘 전달하도록 한다. 이렇게 개선된 영양 공급은 미토콘드리아 기능을 최적화하여 ATP 형태의 효율적인 에너지 생산으로 이어진다. 또 요소 순환을 통해 암모니아를 해독하는 L-아르기닌의 역할은 건강한 세포 환경을 유지하여 전반적인 에너지 대사를 올려준다.

피로와 노화에 가장 좋은 식단

○●○ 증명된 건강한 식단 소개

건강한 식단이란 건강을 유지하고 성장을 촉진하며 전반적인 웰빙을 지원하기 위해 모든 식품군의 영양이 풍부하고 다양한 식품을 적절한 양으로 섭취하는 식단을 말한다. 연구에서 증명된 식단들은 대개 앞에서 언급한 영양 밀도가 높은 식품들인 과일, 채소, 통곡물, 저지방 단백질, 건강한 지방과 같은 전체 식품(whole foods)을 강조하는 경우가 많다. 다음은 과학적 연구로 뒷받침되는 권위 있는 건강한 식단들이다.

✳ 지중해 식단

이탈리아와 그리스 등 지중해 연안 국가에 사는 사람들은 서양식 식단을 섭취하는 미국인보다 질병 발생률이 낮고 더 오래 산다는 사실을 발견했다. 지중해 근처에 사는 사람들은 전통적으로 과일과 채소, 견과류와 씨앗, 통곡물, 생선, 올리브 오일 등을 많이 섭취했는데, 이 식품들은 모두 전신 만성 염증을 낮추는 효과가 있다. 이 식단의 주요 구성 요소는 다음과 같다.

과일과 채소 : 다양한 색상과 종류를 포함하여 하루에 최소 5회 제공량 섭취하기
통곡물 : 통곡물빵, 파스타, 쌀, 시리얼 선택하기

콩류 : 콩, 렌틸콩, 병아리콩을 단백질과 식이섬유 공급원으로 섭취하기

견과류와 씨앗류 : 매일 한 줌의 무염 견과류(예: 아몬드, 호두)나 씨앗을 섭취하기

올리브 오일 : 올리브 오일을 요리와 샐러드드레싱의 주요 식이 지방 공급원으로 사용하기

생선 및 해산물 : 오메가-3 지방산이 풍부한 연어, 고등어, 정어리 등 지방이 많은 생선을 중심으로 일주일에 최소 2회 생선과 해산물을 섭취하기

가금류 : 붉은 육류 대신 닭고기나 칠면조 등 살코기 가금류를 선택하기

유제품 : 요구르트나 치즈와 같은 저지방 유제품을 적당량 섭취하기

레드 와인 : 레드 와인은 적당량(여성은 하루 한 잔, 남성은 하루 최대 두 잔) 섭취하기 (안 먹는 것이 건강에 더 유익하니, 안 먹던 사람은 새로 시작할 필요는 없다.)

붉은 육류와 단 음식 : 붉은 육류, 가공육, 단 음식 섭취를 제한하기

✳ DASH 다이어트

DASH(Dietary Approaches to Stop Hypertension) 식단은 고혈압을 낮추기 위해 개발되었다. 원래는 혈압이 높은 사람들의 혈관 건강을 위해 개발된 식단이지만, 현재는 가장 건강한 식습관으로 인정받고 있다. DASH에는 총지방, 포화지방, 콜레스테롤이 낮은 식품과 과일, 채소, 통곡물이 많이 포함된다. 단백질은 저지방 유제품, 생선, 가금류, 견과류로 공급하고, 가능하면 적색육, 과자, 단 음료는 최소화한다. DASH는 식이섬유, 칼륨, 칼슘, 마그네슘이 풍부하고 나트륨 함량이 낮다.

과일과 채소 : 하루에 과일 4~5회 제공량과 채소 4~5회 제공량을 목표로 하기

통곡물 : 현미, 통밀빵, 퀴노아 등의 통곡물을 매일 6~8회 제공량을 섭취하기

저지방 유제품 : 우유, 요구르트, 치즈 등 저지방 또는 무지방 유제품을 하루 2~3회 제공량을 섭취하기

살코기 단백질 : 살코기, 가금류, 생선뿐만 아니라 콩류, 두부 같은 식물성 단백질을 선택하기

견과류, 씨앗류, 콩류 : 무염 견과류와 씨앗류, 콩과 렌틸콩을 중심으로 일주일에 4~5회 제공량을 섭취하기

지방과 오일 : 올리브 오일, 아보카도, 지방이 많은 생선과 같은 건강한 지방을 사용하고 포화지방과 트랜스지방은 제한하기

나트륨 : 개인의 필요와 의료 전문가의 권고에 따라 일일 나트륨 섭취량을 2,300mg 이하로 제한하기

단 음식 : 첨가당과 단 음식의 섭취를 제한하기

☀ 마인드 다이어트

MIND 식단은 지중해식 식단과 DASH 식단을 결합한 것으로, 두뇌 건강을 증진하고 인지 기능 저하와 치매의 위험을 줄이는 것에 무게를 둔 식단이다. MIND 식단의 주요 구성 요소는 다음과 같다.

녹색 잎채소 : 뇌와 눈 건강에 필수적인 비타민과 미네랄이 풍부한 시금치, 케일, 콜라드 그린과 같은 채소를 주당 6회 이상 섭취하는 것을 목표로 하기

베리류 : 항산화 물질이 풍부한 블루베리와 딸기를 중심으로 일주일에 최소 2인분 이상의 베리를 섭취하기

기타 채소 : 다양한 색상과 종류를 중심으로 하루에 1회 제공량 이상의 기타 채소를 섭취하기

견과류 : 건강한 지방과 뇌를 보호하는 영양소가 풍부한 무염 견과류(예: 아몬드, 호두, 헤이즐넛)를 일주일에 5회 이상 한 줌씩 섭취하기

통곡물 : 통곡물빵, 파스타, 쌀, 시리얼을 포함한 통곡물을 하루에 3회 이상 섭취하기

생선 : 일주일에 1회 이상 오메가-3 지방산이 풍부한 연어, 고등어, 정어리 같은 불포화지방이 많은 생선을 섭취하기

가금류 : 닭고기나 칠면조와 같은 가금류를 일주일에 최소 2회 섭취하기

올리브 오일 : 올리브 오일을 요리와 샐러드드레싱에 넣어 섭취하기

와인 : 적포도주를 적당히 섭취하는 것은 허용되지만(여성은 하루 한 잔, 남성은 하루 최대 두 잔), 이는 선택 사항이므로 주의해서 섭취하기

마인드 다이어트는 또한 다음 식품의 섭취를 제한할 것을 권장한다.

붉은 육류 : 주당 3인분 이하로 섭취를 제한하기

버터와 마가린 : 하루에 한 스푼 미만으로 섭취를 제한하기

치즈 : 치즈는 일주일에 1회로 제한하기

튀긴 음식 : 특히 패스트푸드점에서 튀긴 음식 섭취를 일주일에 1회 이하로 제한하기

단 음식 : 탄산음료, 케이크, 도넛, 페이스트리, 스낵, 사탕 등 기타 단 음식은 주당 4인분 이하로 제한하기

○●○ 영양 밀도가 높은 식품 선택하기

영양 밀도가 높은 식품(Nutrient-dense foods)은 칼로리에 비해 비타민과 미네랄이 풍부한 음식을 말한다. 반대되는 개념은 영양 밀도가 낮은 식품으로 칼로리만 높은 식품들이다.

※ 빈 칼로리 개념 이해하기

빈 칼로리(Empty Calorie)는 칼로리는 높지만 영양가가 낮아 필수 영양소를 거의 또는 전혀 들어 있지 않은 식품을 말한다. 빈 칼로리 식품의 예로는 술, 설탕이 함유된 음료, 사탕, 정제 밀가루로 만든 빵과 과자, 튀긴 음식 등이 있다. 이런 음식들로 식사를 채우면, 필수 영양소가 풍부한 음식을 자연스럽게 덜 먹게 되고, 이는 비만인데 영양결핍인 역설적 영양상태가 된다.

※ 영양 밀도가 높은 식품과 에너지 밀도가 높은 식품 사이의 균형 찾기

우리가 영양학적으로 완벽히 100점인 상태로 하루하루를 살 수는 없다. 또 그렇게 한다고 피로가 없고, 회춘하는 것도 아니다. 중요한 것은 두 가지 식품군 사이의 밸런스와 컨트롤이다.

영양소 밀도가 높은 식품은 과일, 채소, 통곡물, 저지방 단백질, 저지방 유제품과 같이 칼로리 함량에 비해 필수 영양소가 풍부한 식품이다. 반면 에너지 밀도가 높은 식품은 영양소 함량에 비해 칼로리가 높은 식품이다. 견과류와 씨앗류와 같은 일부 에너지 밀도가 높은 식품은 몸에 좋은 지방과 필수 영양소를 함유하고 있어 건강한 식단의 일부가 될 수 있지만, 칼로리도 높기 때문에 절제해서 섭취하는 것이 중요하다.

영양 밀도가 높은 식품과 에너지 밀도가 높은 식품의 균형을 유지하려면 접시의 절반 이상을 과일과 채소로 채우고, 4분의 1은 통곡물, 4분의 1은 저지방 단백질로 채우는 것이 좋다. 아보카도, 견과류, 씨앗류와 같은 건강한 지방은 너무 많이 섭취하지 않아야 한다.

✳️ 식사량 조절의 중요성

식사량 조절은 과식하지 않고 신체가 필요로 하는 적절한 양의 음식과 영양소를 섭취할 수 있도록 도와주기 때문에 균형 잡힌 식단의 필수 요소이다. 과식은 체중 증가로 이어질 수 있으며, 이는 비만, 제2형 당뇨병, 심장병 및 암과 같은 다양한 건강 문제의 원인이 될 수 있다.

식사량 조절을 실천하려면 먼저 다양한 식품군에 대한 권장 제공량을 숙지해야 한다. 권장 제공량의 의미는 한 끼에 먹도록 권장하는 양이다. 예를 들어, 곡물의 1회 제공량은 일반적으로 밥이나 파스타 1/2컵 정도(100g 내외)이며, 과일이나 채소의 1회 제공량은 1/2컵 또는 생과일 1컵 정도이다. 과일이 몸에 좋은 것은 맞지만 2~3컵에 해당하는 양을 먹게 되면 비만과 당뇨의 원인이 된다. 매 식사 시 1회 제공량을 염두에 두고 작은 접시나 그릇을 사용해서 식사량을 조절해 보자.

✳ 영양소가 풍부한 식단에서 보충제의 역할

영양이 풍부한 식품을 통해 필요한 모든 영양소를 섭취하는 것이 가장 이상적이지만, 식단 제한, 식품 가용성 또는 특정 건강 상태와 같은 다양한 요인으로 인해 항상 가능하지 않을 수 있다. 이러한 경우 보충제는 부족한 영양소를 채우고 신체가 필요로 하는 영양소를 충족하는 데 중요한 역할을 할 수 있다.

보충제는 건강하고 균형 잡힌 식단을 대체하는 것이 아니라 식단을 보완하는 역할을 해야 한다는 점을 기억하는 것이 중요하다. 에너지를 올리는 보충제에 대해서는 뒷부분에서 자세히 설명하겠다.

✳ 다양성과 균형의 중요성

최적의 건강을 위해 필요한 모든 영양소를 섭취하려면 균형 잡힌 다양한 식단을 섭취하는 것이 중요하다. 영양이 풍부한 다양한 음식을 골고루 섭취하면 신체가 최상의 기능을 발휘하는 데 필요한 필수 아미노산, 필수 비타민, 미네랄 및 항산화 영양소를 모두 섭취할 수 있다. 또 다양한 식단은 음식에 대한 지루함을 방지하고 건강한 식생활을 더욱 즐겁게 만드는 데 도움이 된다. 다음은 식단에 다양성과 균형을 더하는 몇 가지 팁이다. 각각에 대한 설명은 다음 섹션에서 좀 더 자세히 다루었다.

TIP 무지개 기억하기

색깔에 따라 포함된 영양소가 다르기 때문에 식단에 다양한 색깔의 과일과 채소를 포함시키는 것을 목표로 해 보자.

TIP 단백질 공급원을 매주 바꿔보기

생선, 가금류, 콩, 콩류, 견과류, 씨앗류를 식단에 포함시켜 단백질 공급원을 다양화해 보자. 이렇게 하면 모든 필수 아미노산을 골고루 섭취할 수 있다.

TIP 통곡물로 실험해 보기

흰 쌀이나 흰 빵과 같은 정제 곡물 대신 퀴노아, 보리, 현미와 같은 다양한 통곡물을 시도하여 곡물을 바꿔보자.

TIP 모험심을 가지기

한 달에 한 번은 새로운 음식과 레시피를 시도하여 식사에 흥미를 느끼고 다양한 영양소를 섭취할 수 있도록 하자. 이는 삶의 또 다른 재미가 될 것이다.

TIP 밸런스에 집중하기

탄수화물, 단백질, 지방은 물론 다양한 비타민과 미네랄이 균형 있게 포함된 균형 잡힌 식단을 목표로 하자. 한 가지 음식만으로는 몸에 필요한 모든 영양소를 공급할 수 없으므로 영양소가 풍부한 다양한 식품을 섭취하는 것이 중요하다.

ⓉⒾⓅ 컨트롤을 잊지 말기

영양소가 풍부한 음식이 일반적으로 건강에 더 좋지만, 여전히 식사량 조절을 실천하는 것이 더 중요하다. 건강에 좋은 음식이라도 지나치게 많이 섭취하면 체중 증가 및 기타 건강 문제가 발생할 수 있다는 것을 잊지 말자.

ⓉⒾⓅ 첨가당을 조심하기

과일주스나 향이 첨가된 요구르트 등 영양이 풍부한 일부 식품에도 첨가당이 들어 있을 수 있다. 가능하면 통과일과 플레인 요구르트를 선택하고 전체 당분 섭취량에 유의하자.

ⓉⒾⓅ 수분 섭취도 잊지 않기

물은 종종 간과되는 필수 영양소이다. 하루 종일 조금씩 자주 물을 마셔 충분한 수분을 섭취하자. 탈수가 되면 더 피로하고 더 빨리 늙는다.

다시 한번 강조하지만, 영양소 밀도와 건강한 식단에서 영양소의 중요성을 이해하는 것은 최적의 건강과 웰빙을 달성하는 데 매우 중요하다. 영양소가 풍부한 다양한 식품을 섭취하고, 식사량을 조절하며, 균형 잡힌 식단을 유지하는 데 집중하면 신체가 성장하는 데 필요한 필수 영양소를 충분히 공급할 수 있다.

가끔 특정 식품을 먹으면서 건강해졌다는 영상들이 인기를 얻는 경우가 있다. 상추를 매일 먹으면 생기는 일, 양배추는 이렇게 매일 드세요 등등 대부분의 사람들에게는 당연히 도움이 될 것이다. 왜냐하면 그동안 에너지 밀도가 높은 음식 비율이 너무 높았기 때문이다. 하지만 원푸드는 지속 가능하지 않고, 그 자체로 다른 영양결핍을 만든다는 것을 기억해야 한다. 피로가 줄고 에너지가 넘치는 느낌을 위해서는 다양한 필수 영양소가 풍부한 식품을 골고루 섭취하는 데 집중해야 한다.

○●○ 영양이 풍부한 식품을 식단에 포함시키기 위한 팁

영양이 풍부한 식품을 식단에 포함시키는 것은 전반적인 건강과 웰빙을 증진하는 데 필수적인 단계이다. 가공되지 않은 자연식품에 초점을 맞추고 식물성 식품에 중점을 두면 신체가 최적의 기능을 발휘하는 데 필요한 필수 영양소를 공급할 수 있다. 다음은 영양이 풍부한 식품을 식단에 포함시키기 위한 몇 가지 팁이다.

TIP 가공되지 않은 자연식품을 우선적으로 섭취하기

식단의 영양소 밀도를 높이는 가장 간단한 방법은 가공이 많이 된 정제 식품보다 가공되지 않은 통식품을 우선적으로 섭취하는 것이다. 통식품은 최소한의 가공을 거쳐 가능한 한 자연 상태에 가까운 식품을 말한다. 이러한 식품은 일반적으로 영양소 함량이 높고 가공식품보다 비타민, 미네랄 및 기타 필수 영양소를 더 많이 함유하고 있다.

자연식품을 우선적으로 섭취하려면 다양한 과일, 채소, 통곡물, 저지방 단백질, 건강한 지방으로 식탁을 채운다. 백미보다는 현미를, 흰 빵보다는 통밀빵을, 정제된 파스타보다는 통곡물 파스타를 선택한다. 또 당분과 나트륨이 많이 함유된 통조림 대신 신선 또는 냉동 과일과 채소를 선택한다.

TIP 가공식품을 집에 사 놓지 않기

입이 심심할 때 싱크대 문을 열어 라면과 과자를 꺼낼 수 있다면? 만약 반대로 집에 없다면? 집에 없으면 귀찮아서라도 덜 먹게 된다. 대신 통곡물 시리얼이나 견과류 간식, 방울토마토를 간식으로 준비해 두고 즐겨보자.

TIP 식물성 옵션 강조하기

과일, 채소, 통곡물, 견과류, 씨앗, 콩류 등 식물성 식품은 영양이 풍부하고 필수 비타민, 미네랄, 파이토케미컬이 풍부하다. 식단에서 식물성 식품의 비중이 높도록 신경을 쓰면, 최적의 건강을 유지하는 데 도움이 되는 다양한 영양소를 몸에 공급할 수 있다.

식단에 식물성 식품을 더 많이 포함하려면 몇 가지 간단한 변화를 시도해 보자. 예를 들어, 식사에서 육류의 일부를 콩, 렌틸콩 또는 두부로 대체하는 것이다. 흰 쌀밥 대신 다채로운 샐러드나 구운 채소 한 접시를 선택하고, 칩이나 과자 대신 신선한 과일, 견과류, 씨앗을 간식으로 먹어보자.

TIP 새로운 식재료와 레시피 실험하기

영양이 풍부한 식품을 식단에 포함시키는 가장 좋은 방법은 새로운 재료와 조리법을 실험해 보는 것이다. 새로운 음식과 조리법을 시도하면 건강한 식습관을 더욱 즐겁게 만드는 새로운 맛과 식감을 발견하는 데 도움이 될 수 있다. 또 각 나라의 전통적인 민족 요리에는 영양이 풍부한 식재료와 독특한 맛의 조합이 있다. 예를 들어 구운 야채, 통곡물 쿠스쿠스, 페타 치즈를 곁들인 지중해식 식사를 도전해 보자.

주방에서 창의력을 발휘하는 것을 두려워하지 말라. 새로운 허브, 향신료, 요리 기법을 실험하여 식사에 다양성과 흥미를 더해 보자. 간단하게는 토마토를 잘라 먹을 때 설탕 말고 오레가노를 뿌려보자. 색다르면서도 건강한 별미가 된다.

TIP 영양이 풍부한 간식 선택하기

간식은 식단에 영양소가 풍부한 식품을 더 많이 포함할 수 있는 좋은 기회가 될 수 있다. 건강에 좋은 영양소가 풍부한 식품을 선택하면 하루 종일 활력을 유지하고 집중하는 데 필요한 필수 영양소를 몸에 공급할 수 있다.

단백질, 섬유질, 긴강한 지방이 함유된 간식을 선택하면 균형 잡힌 포만감을 느낄 수 있다. 신선한 과일과 견과류 한 줌이 들어간 요구르트, 후무스와 얇게 썬 야채가 들어간 통곡물 크래커, 말린 과일, 견과류, 씨앗으로 만든 소량의 트레일 믹스를 예로 들 수 있다.

영양이 풍부한 식품을 매일매일 식사와 간식에 포함시키면 전반적인 건강과 웰빙을 개선하는 데 필수적인 단계를 밟게 된다. 균형 잡힌 다양한 식단은 영양 요구 사항을 충족하고 이러한 식품이 제공하는 다양한 맛과 질감을 즐길 수 있도록 하는 핵심 요소라는 점을 기억하자.

○●○ 영양이 풍부한 식품 섭취의 장벽 극복하기

영양이 풍부한 식품에 대한 일반적인 오해 중 하나는 영양이 적은 식품보다 항상 비싸다는 것이다. 일부 영양소가 풍부한 식품은 가격이 비싼 것은 사실이지만, 예산이 빠듯한 상황에서도 활용할 수 있는 저렴한 옵션도 많이 있다. 다음은 예산 친화적이고 영양이 풍부한 식품을 찾기 위한 몇 가지 팁이다.

TIP 냉동 과일과 채소 구입하기

냉동 농산물은 신선 농산물만큼 영양가가 높으며 특히 제철이 아닌 품목의 경우 더 경제적으로 구입할 수 있다.

TIP 저렴한 단백질 공급원 선택하기

일부 살코기는 비쌀 수 있지만, 돼지고기 앞다릿살은 지방이 적으면서 가격도 착하다. 또 콩류, 달걀, 참치나 정어리 같은 생선 통조림 등 저렴한 단백질 옵션이 많이 있다.

TIP 마트나 온라인몰 세일 기간 활용하기

영양이 풍부한 식품에 대한 세일을 챙기자. 단, 가공식품이 세일을 한다고 대량구매해 놓는 것은 바람직하지 않다. 만약 사게 된다면 최대한 안 보이는 곳에 두어야 덜 먹게 된다는 것을 잊지 말자.

TIP 마트보다는 시장에서 제철 식품 구입하기

마트보다 시장은 상대적으로 가격이 저렴하다. 또 제철에 나오는 식품도 가격이 저렴한 편이다. 어떤 특정 원푸드가 대단한 효과를 주지 않는다는 사실을 잊지 말고, 그때그때 저렴한 재료로 다양하게 골고루 먹어보자.

○●○ 건강하게 외식하기

　　외식할 때 건강한 음식을 선택하는 것은 어려울 수 있지만, 몇 가지 전략을 활용하면 영양가 있는 식단을 유지하면서 외식을 즐길 수 있다. 다음은 더 건강한 선택을 하는 데 도움이 되는 몇 가지 팁이다.

ⓉⒾⓅ 더 건강한 조리 방법 선택하기

몸에 아무리 좋은 식재료라 하더라도 튀기거나 볶거나 간장에 조리면 장점이 희석된다. 가능하면 생야채를 기본으로 하는 식사를 선택하고, 조리를 한다면 굽거나 데치거나 찌는 조리법을 사용한 식사를 선택한다. 최근 유행하는 다양한 샐러드 가게나 솥밥, 샤부샤부 등을 선택하는 것이 좋다.

ⓉⒾⓅ 주문 맞춤 설정하기

드레싱, 치즈, 토핑 등을 고를 수 있는 음식을 선택하고, 가능하면 건강한 드레싱을 고르도록 한다. 주문 변경을 요청하는 것을 주저하지 말자. 대부분의 레스토랑은 합리적인 요청은 기꺼이 반영해 준다.

ⓉⒾⓅ 통곡물 선택하기

가능하면 현미, 통밀 파스타, 퀴노아 같은 통곡물 옵션을 선택한다. 이들은 정제된 곡물에 비해 섬유질과 영양소가 풍부하다.

TIP 살코기 단백질과 채소를 우선적으로 섭취하기

닭고기, 생선, 콩과 같은 살코기 단백질과 채소가 많이 들어간 요리를 선택한다. 이러한 음식은 일반적으로 칼로리와 포화지방 함량이 낮으면서 필수 영양소를 제공한다.

TIP 고칼로리 디저트 주의하기

디저트로 케이크나 아이스크림을 고를 때 주의하자.

TIP 음료 선택 주의하기

단 음료나 과도한 알코올은 식사에 불필요한 칼로리를 추가할 수 있다. 대신 물, 무가당 차 또는 탄산수를 선택해 보자.

TIP 식사량 조절하기

레스토랑의 식사량은 일반적으로 집에서 먹는 양보다 훨씬 많을 수 있다. 다른 사람과 요리를 나눠 먹거나, 애피타이저를 메인 요리로 주문하거나, 식사량의 절반을 포장하여 나중에 집으로 가져가는 것을 고려하자.

이러한 팁을 염두에 두고 음식 선택에 능동적으로 대처하면 외식을 즐기면서도 영양 목표에 맞는 건강한 선택을 할 수 있다.

○●○ 선호하는 맛과 싫어하는 맛 해결

영양소가 풍부한 식단에 적응하는 것은 쉽지 않은 일일 수 있다. 특히 입맛이 까다롭거나 새로운 것을 도전하는 섯에 주저하는 경우 더욱 그렇다. 이러한 장벽을 극복하기 위해 다음과 같은 전략을 고려해 보자.

작은 것부터 시작하여 점차 영양이 풍부한 식품을 식단에 포함시킨다. 하루아침에 식단 전체를 바꾸기보다는 저녁 식사에 채소 한 접시를 추가하거나 단 간식을 과일 한 조각으로 대체하는 등 조금씩 점진적으로 변화를 주는 것부터 시작한다.

다양한 요리 방법과 양념으로 실험해 보자. 영양이 풍부한 음식을 조리하는 방법을 바꾸면 맛과 식감에 큰 영향을 줄 수 있다. 예를 들어, 야채를 구우면 야채 본연의 단맛을 살릴 수 있고 허브와 향신료를 추가하면 풍미를 높일 수 있다.

같은 음식의 다른 종류도 시도해 보자. 특정 영양소가 풍부한 음식이 마음에 들지 않는다면 다른 종류나 형태의 음식을 시도해 본다. 예를 들어 생토마토를 싫어한다면 햇볕에 말린 토마토나 토마토소스를 즐길 수 있다. 물론 말리거나 갈아서 먹는 경우 혈당이 올라갈 수 있음을 인지해야 한다.

감정적 식사와 음식에 대한 갈망 극복하기

감정적 식사와 음식에 대한 갈망은 음식과의 관계와 전반적인 건강에 큰 영향을 미칠 수 있다. 이러한 문제를 극복하는 방법을 배우는 것은 균형 잡힌 식단을 유지하고 음식과의 건강한 관계를 가꾸는 데 필수적이다.

○●○ 감정적 식사에 대한 이해

감정적 식사는 육체적 배고픔이 아닌 감정에 반응하여 음식을 섭취하는 것을 말한다. 스트레스, 슬픔, 지루함, 분노, 외로움 등은 다양한 감정에 대처하기 위한 인간의 일반적인 대처 메커니즘이지만, 반복된다면 더 큰 스트레스, 슬픔, 분노 등의 결과를 초래할 수 있다. 따라서 감정적 폭식의 원인과 유발 요인을 이해하는 것은 스트레스와 피로 관리에 필수적인 요소이다.

☀ 개인의 감정적 식사 패턴 파악하기

정서적 폭식을 해결하려면 개인의 정서적 폭식 패턴을 인식하고 이해하는 것이 중요하다. 다음 단계는 이러한 패턴을 식별하고 평가하는 데 도움이 될 수 있다.

TIP 음식 및 기분 일기 쓰기

식습관과 감정을 추적하면 패턴을 발견하고 감정적 식사의 특정 유발 요인을 파악하는 네 도움이 될 수 있다. 먹는 음식의 종류, 하루 중 식사 시간, 식사 전후의 감정 상태, 기타 관련 요인을 기록해 보자.

TIP 감정적 식사의 유발 요인에 대해 생각해 보기

음식 및 기분 일기를 검토하여 감정적 폭식을 유발하는 일반적인 감정이나 상황을 파악한다. 이를 통해 근본적인 원인을 이해하고 이를 해결하기 위한 전략을 개발하는 데 도움이 된다.

TIP 신체적 배고픔과 정서적 배고픔 구분하기

신체적 배고픔은 점진적으로 발생하며 어떤 음식으로도 만족할 수 있다. 반면에 정서적 배고픔은 종종 갑작스럽게 나타나며 특정 위안 음식에 대한 갈망을 동반한다. 이러한 유형의 배고픔을 구별하는 방법을 배우면 감정적인 식사 신호를 더 잘 인식하고 이에 대응할 수 있다.

감정적 식사의 원인, 결과, 패턴을 이해하면 음식에 의존하지 않고 감정을 관리할 수 있는 더 건강한 대처 메커니즘과 전략을 개발할 수 있다. 이러한 인식은 감정적 식사의 악순환을 끊고 음식과의 균형 잡힌 영양 관계를 조성하기 위한 첫걸음이다.

○●○ 감정적 폭식을 극복하기 위한 전략

감정적 폭식을 극복하는 가장 효과적인 방법은 스트레스와 감정을 관리할 수 있는 더 건강한 대처 메커니즘으로 대체하는 것이다. 다음은 고려해야 할 몇 가지 전략이다.

TIP 신체 활동하기

운동은 강력한 스트레스 해소제이자 기분 전환제이다. 규칙적인 신체 활동은 감정에 보다 효과적으로 대처하는 데 도움이 되어 감정적 식사의 필요성을 줄여준다.

TIP 이완 기술 연습하기

심호흡, 점진적 근육 이완, 명상과 같은 기법은 스트레스와 감정을 관리하는 데 도움이 되어 감정적 식사에 대한 대안을 제시할 수 있다.

TIP 취미와 관심사 키우기

취미를 만들고, 좋아하는 활동에 참여하면 성취감과 즐거움을 느낄 수 있으며, 건강한 감정 배출구 역할을 할 수 있다.

TIP 다른 사람들과 소통하기

의미 있는 관계에서 서로 지지해 주는 네트워크를 구축하면 감정을 보다 효과적으로 관리하여 감정적 폭식의 필요성을 줄일 수 있다.

TIP 문제 해결 기술을 개발하기

정서적 스트레스의 근본 원인을 해결하는 방법을 배우면 스스로를 더 잘 통제할 수 있게 되어 음식으로 위안을 얻을 필요성을 줄일 수 있다.

TIP 마음챙김과 자기 인식 연습하기

마음챙김과 자기 인식은 감정적 폭식을 극복하기 위한 핵심 요소이다. 이러한 연습은 신체의 배고픔과 포만감 신호에 더 잘 반응하고 음식과 더 건강한 관계를 맺는 데 도움이 될 수 있다. 다음은 마음챙김과 자기 인식을 키우기 위한 몇 가지 전략이며, 자세한 방법은 이 책의 앞부분에 마음챙김 전략을 참고해 보자.

TIP 마음챙김 식습관 연습하기

마음챙김 식사는 배고픔과 포만감 신호에 주의를 기울이고, 한입 한입 음미하며, 식사 시간 동안 집중하는 것을 포함한다. 이러한 접근 방식은 감정적인 식사 유발 요인을 인식하고 더 건강한 식습관을 개발하는 데 도움이 될 수 있다.

TIP 음식 및 기분 일기 쓰기

식습관과 감정을 추적하면 패턴을 발견하고 감정적 식사의 특정 유발 요인을 파악하는 데 도움이 될 수 있다. 이 정보를 정기적으로 검토하여 자신의 감정적 식사 패턴에 대한 자기 인식과 이해를 높여보자.

Ⓣⓘⓟ 자기 성찰에 참여하기

감정적 폭식을 극복하는 데 있어 진행 상황과 어려움을 정기적으로 평가해 보자. 자신에게 효과가 있는 전략은 무엇인지, 여전히 직면하고 있는 어려움은 무엇인지 생각해 보자. 이 과정을 통해 목표에 계속 전념하고 접근 방식을 조정하는 데 도움이 될 수 있다.

○●○ 지원 시스템 구축 및 필요시 전문가의 도움 구하기

정서적 폭식을 극복하는 데는 강력한 지원 시스템이 매우 중요하다. 친구나 가족, 그 외 나를 지지해 줄 수 있는 사람들과 서로 격려하면서 건강한 식습관을 개발하고 유지하는 팁이다.

Ⓣⓘⓟ 목표를 공유하기

신뢰할 수 있는 친구나 가족에게 목표와 도전 과제를 공유하자. 그리고 정서적 폭식을 극복하기 위해 노력하는 그 자체를 서로 격려해 주자.

Ⓣⓘⓟ 지원 그룹을 찾아보기

혼자 사는 경우라면 온라인 또는 대면 동호회 등에서 함께 챌린지할 수 있는 사람들을 찾아보는 것도 한 방법이다. 또 서로의 경험을 공유하고 배울 수 있는 공간이 되기도 한다.

TIP 전문가와 상담하기

정서적 폭식이 뿌리 깊게 자리 잡았거나 복잡한 정서적 문제에 뿌리를 두고 있다면 의사에게 상담하고 도움을 받는 것이 필요하다. 근본적인 정서적 유발 요인을 해결하고 정서적 폭식을 극복하기 위한 개인 맞춤형 전략을 개발하는 데 도움을 줄 수 있다.

보다 건강한 대처 메커니즘을 개발하고, 마음챙김과 자기 인식을 연습하며, 강력한 지원 시스템을 구축하면 정서적 폭식을 극복하고 음식과 더욱 균형 잡힌 영양 관계를 발전시킬 수 있다. 이 과정에는 시간, 인내심, 끈기가 필요할 수 있지만 신체적, 정서적 웰빙을 통해 얻을 혜택은 그만한 가치가 있다.

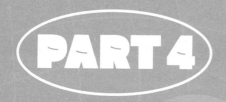

PART 4

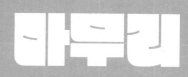

마무리

10장

역노화를
넘어

역노화의 핵심은 지금까지 살펴본 외적 스트레스, 내적 스트레스, 유혹의 행동들, 흐트러진 자세, 운동 부족, 건강하지 않은 식사, 수면 부족 등 여러 요인을 균형 있게 조질하는 것이다. 개인에 따라서는 수면이 먼저일 수도 있고, 자세 교정이 먼저일 수도 있고, 또 영양 관리가 먼저일 수도 있다.

하지만 거시적으로 보았을 때 어느 하나만 열심히 해서 피로가 회복되거나 역노화가 되는 것이 아니라는 것을 잊지 말아야 한다. 이러한 통합적 접근은 우리가 더 건강하고 활기찬 삶을 영위하는 데 필수적이며, 장기적인 웰빙과 젊음을 유지하는 데 기여한다.

균형 잡힌 삶을 달성하고 유지하는 것은 스트레스와 피로를 줄이고 활력을 줄 뿐 아니라, 더 중요한 개인의 성장, 행복, 전반적인 웰빙을 위해 필수적이다. 이 여정에는 변화와 혁신을 수용하고 그 과정에서 성취와 성공을 축하하는 것이 포함된다.

에너지 넘치는 삶을 향한 여정

균형 잡힌 활기찬 삶을 향한 여정은 자기 인식, 자신의 가치관 이해, 변화에 대한 열린 자세에서 시작된다. 이 과정에는 긍정적인 습관을 실천하고, 관점을 바꾸고, 도전에 직면하기 위해 노력하는 인내심, 헌신, 회복탄력성이 필요하다.

○●○ 균형 잡힌 삶의 출발점, 자기 인식

자기 인식과 가치관 이해는 균형 잡힌 삶의 출발점이다. 이는 우리 자신을 깊이 이해하고, 자신의 삶에서 무엇을 중요하게 여기는지 알아 가는 과정이다. 자기 인식은 자신의 감정, 생각, 행동 방식을 파악하는 것을 말한다. 예를 들어, 특정 상황에서 왜 화를 내는지, 스트레스를 받았을 때 어떻게 반응하는지 이해하는 것이다. 이러한 자기 인식을 통해 우리는 감정을 더 잘 조절하고, 건강한 대처 방법을 찾을 수 있다.

가치관 이해는 자신의 삶에서 무엇을 가장 중요하게 여기는지를 알아내는 과정이다. 이는 가족, 친구, 건강, 직업, 성공과 같은 것들이 될 수 있다. 자신의 가치관을 명확히 함으로써, 삶의 결정을 내릴 때 중요한 기준이 되며, 이를 통해 의미 있는 목표를 설정할 수 있다.

변화에 대한 열린 자세는 이 두 가지의 깊은 이해에서 비롯된다. 자신에 대해 잘 알고, 자신의 가치관에 따라 행동하면, 새로운 도전이나 변화에 더 유연하게 대처할 수 있다. 또한, 삶의 불확실한 상황에서도 내면의 힘을 유지할 수 있으며, 삶의 만족도를 높일 수 있다.

이러한 자기 인식과 가치관 이해는 인내심, 헌신, 회복탄력성을 키우는 데 도움이 된다. 자신을 더 잘 알게 되면, 삶의 어려움에 맞서는 힘을 얻고, 지속 가능한 성장과 발전을 이루며, 더 균형 잡힌 삶을 향해 나아갈 수 있다. 이 과정은 우리가 삶을 보다 긍정적으로 바라보게 하며, 스스로와 세상에 대해 더 깊은 이해와 감사를 느끼게 한다.

∘●∘ 활기찬 삶으로 나아가기_긍정 장착

긍정적인 습관과 관점의 전환은 활기찬 삶을 향한 중요한 단계이다. 우리의 일상 행동과 사고방식은 우리의 기분, 건강, 그리고 전반적인 삶의 질에 큰 영향을 미친다. 긍정적인 습관을 형성하는 것은 작은 일상의 변화에서 시작된다. 예를 들어, 아침에 일어나서 감사한 점을 세 가지 적는 것, 건강한 아침 식사를 하는 것, 하루에 30분 이상 산책을 하는 것 등이다. 이러한 작은 습관들은 시간이 지남에 따라 우리의 정신적, 신체적 건강에 긍정적인 변화를 가져온다.

관점의 전환도 마찬가지로 중요하다. 우리가 상황을 바라보는 방식을 바꾸면, 동일한 상황에 대한 우리의 반응과 감정도 달라진다. 예를 들어, 어려운 상황을 실패로 보는 대신, 배움의 기회로 보는 것이다. 이러한 긍정적인 관점은 우리가 도전을 더 쉽게 받아들이고, 그 과정에서 성장할 수 있게 한다.

긍정적인 습관과 관점의 전환은 또한 우리의 스트레스 수준을 낮추고, 더 나은 감정 조절 능력을 갖추게 한다. 과학적 연구에 따르면, 긍정적인 생각과 행동은 스트레스 호르몬 수준을 낮추고, 뇌에서 긍정적인 감정을 조절하는 능력을 강화한다. 이는 우리가 일상의 스트레스를 더 잘 관리하고, 전반적인 삶의 만족도를 높이는 데 도움이 된다.

결국, 긍정적인 습관과 관점의 전환은 우리가 더 활기찬 삶을 살 수 있게 한다. 이는 우리가 자신의 능력을 믿고, 삶의 어려움을 긍정적으로 극복하며, 지속적으로 성장하고 발전할 수 있게 하는 힘이 된다. 이러한 긍정적인 접근 방식은 우리의 일상을 더욱 풍요롭고 의미 있게 만들며, 우리의 삶을 더욱 행복하고 만족스러운 것으로 변화시킨다.

○●○ 활기찬 삶 유지하기_성장 마인드 장착

성장 마인드를 키우는 것은 스트레스와 피로를 줄이는 가장 좋은 방법이다. 변화와 도전을 단순한 스트레스의 원인으로 보지 않고, 개인적 성장과 자기 계발의 소중한 기회로 인식하는 태도이다. 이 마인드셋을 갖추면, 삶의 어려움에 부딪혔을 때 그것을 견디고 극복하는 힘을 얻게 된다. 긍정적인 경험뿐만 아니라 부정적인 경험에서도 배울 점을 찾으려는 의지가 생긴다.

성장 마인드를 가진 사람은 실패를 개인적인 한계로 여기지 않고, 자신을 더 발전시킬 수 있는 기회로 본다. 그들은 새로운 도전에 대해 열린 마음으로 접근하고, 문제를 해결하기 위해 필요한 새로운 방법과 기술을 배우는 데 적극적이다. 이렇게 성장 마인드를 키움으로써, 우리는 적응력을 강화하고, 삶의 다양한 상황에서 긍정적인 변화를 이끌어낼 수 있다. 성장 마인드는 개인의 내적 탄력성을 높여주며, 변화하는 환경에 유연하게 대처하도록 도와, 개인적이고 전문적인 삶에서 지속 가능한 성공을 추구하는 데 중요한 역할을 한다.

또 현실적인 목표 설정을 할 줄 알아야 한다. 현실적인 목표를 세운다는 것은 큰 꿈과 도전을 포기하라는 뜻이 아니다. 오히려, 이는 원대한 꿈을 향한 첫걸음으로, 꿈을 실현시키기 위해 현실에서 할 수 있는 구체적인 노력을 고민하고 계획하는 것을 의미한다. 큰 목표를 세우되, 그것을 달성하기 위한 실질적인 단계를 식별하고, 실행 가능한 계획을 세우는 것이 중요하다.

무리한 기대나 목표는 종종 예기치 못한 불안과 스트레스를 가져올 수 있다. 예를 들어, 중대한 시험을 앞두고 있다면, 스트레스를 최소화하는 가장 좋은 방법은 철저한 준비와 연습에 집중하는 것이다. 마찬가지로, 주식이나 부동산에서 큰 수익을 기대한다면, 단순히 운에 의존하기보다는 경제와 관련된 지식을 넓히고, 안정적인 투자를 위한 씨드머니를 마련하는 등의 현실적인 계획을 세우는 것이 중요하다.

이러한 접근 방식은 우리가 꿈을 향해 나아가면서도 현실적인 관점을 유지하도록 도와준다. 현실적인 목표를 세우고 그것을 향해 차근차근 나아가는 것은, 꿈을 이루기 위한 구체적이고 실질적인 방법이며, 이 과정에서 우리는 필요한 지식과 기술을 습득하고, 자신감을 쌓아가며, 더 큰 성공을 향한 발판을 마련한다. 놀랍게도 무언가 작은 성취가 누적되면 스트레스와 피로가 저절로 사라지는 경험을 하게 될 것이다.

○●○ 삶의 도전에 맞서는 힘_회복탄력성

회복탄력성은 삶의 어려움과 도전에 직면했을 때, 그 상황에서 회복하고 더 강해져 다시 일어서는 능력이다. 실패 후에도 긍정적인 태도를 유지하는 사람들은 더 빠르게 회복하고, 그 경험을 성장의 기회로 삼는다. 사업에 실패한 사람이 있다고 가정해 보자. 회복탄력성이 강한 사람은 이를 단순한 실패로 보지 않고, 배운 점을 찾아내고, 다음번에는 더 나은 전략을 세워 새로운 기회에 도전한다. 대부분 우리가 인식하게 되는 성공한 사업가는 여러 번의 실패에서 교훈을 얻고 드디어 성공한 사람들이다.

회복탄력성은 또한 감정적 탄력성을 포함한다. 삶의 힘든 순간에 감성적으로 극복하고, 긍정적인 감정을 되찾는 능력이다. 예를 들어, 사랑하는 사람과의 이별 후에도 긍정적인 삶의 태도를 유지하고, 새로운 관계를 형성할 용기를 가지는 것이다. 이러한 감정적 회복력은 우리가 심리적으로 더 안정되고, 삶의 도전에 더 잘 대처할 수 있게 한다.

회복탄력성은 적응력과도 관련이 있다. 변화하는 환경이나 예상치 못한 상황에서 유연하게 대처하는 능력이다. 예를 들어, 직장에서의 갑작스러운 변화에 직면했을 때, 이에 적응하고 새로운 역할이나 책임을 성공적으로 수행하는 것이다. 이러한 유연성은 우리가 끊임없이 변화하는 세계에서 성공적으로 살아가는 데 꼭 필요하다.

회복탄력성은 우리의 정신적, 정서적 건강을 강화시킨다. 회복탄력성이 높은 사람들은 스트레스와 불안, 우울증의 위험이 낮다. 이는 우리가 어려움에 직면했을 때 긍정적으로 대처하고, 삶의 의미와 목적을 유지하는 데 도움을 준다.

결국, 회복탄력성은 삶의 도전에 맞서는 내적 힘이다. 이를 통해 우리는 어려움을 극복하고, 자신의 삶을 향상시키며, 지속적으로 성장하고 발전할 수 있다. 회복탄력성은 우리가 더 강하고, 더 건강하며, 더 만족스러운 삶을 영위하는 네 중요한 역할을 한다.

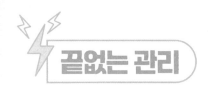

끝없는 관리

　지속적인 자기 관리와 성장은 지속적인 웰빙과 행복, 전반적인 삶의 만족도를 위해 매우 중요하다. 자기 관리와 자기 계발에 우선순위를 두면 탄력적이고 적응력 있는 사고방식을 길러 도전과 변화에 보다 효과적으로 대처할 수 있다.

○●○ 평생 학습과 자기 계발

　역노화를 지속 가능케 하는 핵심은 계속 배워나간다는 자세를 장착하는 것이다. 단순히 한두 번의 노력으로 완성되는 것이 아니라, 지속적인 자기 개선을 통해 이루어진다. 스트레스와 피로 관리를 넘어서, 역노화를 달성하기 위해서는 끊임없이 새로운 지식을 습득하고, 기술을 개발하며, 개인적인 성장을 추구하는 것이 중요하다.

　과학적 연구에 따르면, 지속적인 학습과 자기 계발은 뇌 건강에도 긍정적인 영향을 미친다. 새로운 것을 배우고 습득하는 과정은 뇌를 활성화시키고, 인지 능력을 향상시키며, 노화 과정을 늦춘다. 이는 정신적으로 활기차고 유연한 사고를 유지하는 데 도움이 된다.

　인생은 평생에 걸쳐 새로운 지식, 기술 및 경험을 습득하는 지속적인 과정이다. 여기에는 호기심을 포용하고 변화에 열린 자세를 유지하며 개인적, 직업적, 대인 관계 등 삶의 다양한 영역에서 성장의 기회를 모색하는 것도 포함된다.

열정과 취미는 삶에 기쁨과 성취감, 목적의식을 가져다줄 수 있으므로 이를 개발하고 추구해 보자. 진정으로 관심 있는 활동에 참여하면 스트레스를 줄이고 정신 건강을 증진할 수 있다.

자신의 관심사와 목표에 맞는 워크숍, 세미나 또는 콘퍼런스에 참여해 보자. 이러한 이벤트는 새로운 통찰력, 아이디어, 네트워킹 기회를 제공하여 개인적, 직업적 성장에 기여할 수 있다.

영감을 주고 동기를 부여하는 사람들과 교류해 보자. 멘토는 귀중한 지침, 지원, 격려를 제공하여 어려움을 헤쳐 나가고 목표를 보다 효과적으로 달성할 수 있도록 도와줄 것이다.

관심 있거나 목표와 관련된 책, 기사 또는 블로그를 읽는 데 시간을 할애해 보자. 세상을 보는 시야를 넓히고 지식을 향상시키며 상상력을 자극하는 데 독서만 한 것이 없다.

정기적으로 자기 성찰에 참여하여 진행 상황을 평가하고 개선이 필요한 부분을 파악한다. 자신의 경험을 성찰하면 그 경험을 통해 배우고 미래의 성장을 위해 정보에 입각한 결정을 내릴 수 있다.

○●○ 자신의 웰빙에 전념하기

끝이 없는 학습과 개발 과정은 자신만의 속도와 방식으로 이루어져야 한다. 자기 계발에 대한 스트레스를 받지 않기 위해서는 자신에게 적합한 학습 방법과 목표를 설정하는 것이 중요하다. 예를 들어, 새로운 언어를 배우는 것부터 시작할 수 있으며, 건강에 대한 지식을 늘리거나 새로운 취미를 개발하는 것도 좋은 방법이다. 중요한 것은 자신에게 부담이 되지 않는 범위 내에서 조금씩, 꾸준히 학습하고 성장하는 것이다.

몸과 마음, 정신에 영양을 공급하는 활동에 시간을 할애해 보자. 건강한 식사, 운동, 명상, 사랑하는 사람과 시간 보내기, 취미 생활 등이 포함될 수 있다. 자기 관리의 우선순위를 정하면 균형과 웰빙을 유지하는 데 도움이 될 수 있다.

시간, 에너지, 정신 건강을 보호하기 위해 일상생활 및 직업생활에 경계를 설정하자. 건강한 관계를 유지하고 번아웃을 예방하기 위해 자신의 필요와 한계를 파악하고 필요하다면 주변에 전달해야 한다.

자신을 지지하고 격려해 주는 친구, 가족, 멘토와의 관계를 돈독히 하자. 물론 이러한 지지를 받으려면 나도 누군가에게 그런 존재가 되어야 한다. 강력한 지원 네트워크는 어려운 시기에 격려와 이해, 지침을 제공할 수 있다.

정기적으로 정신적, 감정적 웰빙을 평가하고 필요한 경우 전문가의 도움을 구한다. 조기에 개입하면 사소한 문제가 더 심각한 문제로 확대되는 것을 방지할 수 있다.

자신의 어려움을 인정하고, 자신의 불완전함을 받아들이고, 자신을 친절하게 대하자. 자기 연민은 회복력을 키우고 긍정적인 자아상을 형성하는 데 도움이 될 수 있다.

목표를 지속적으로 재평가하고 구체화하여 목표가 자신의 가치와 우선순위에 부합하는지 확인한다. 목표 지향성을 유지하면 집중력, 동기 부여, 삶의 목적의식을 유지하는 데 도움이 될 수 있다.

지속적인 자기 관리와 성장은 지속적인 웰빙과 행복, 전반적인 삶의 만족도를 위해 필수적이다. 평생 학습, 자기 계발, 웰빙을 위한 노력을 게을리하지 않는 것은 도전과 변화를 보다 효과적으로 헤쳐 나가는 데 도움이 될 수 있다. 자기 관리와 성장에 우선순위를 두면 회복력, 적응력, 만족스러운 삶을 키울 수 있다. 인내와 헌신, 자기 연민이 필요한 여정은 현재진행형이라는 점을 기억하자. 모험을 받아들이고 그에 따른 성장과 경험을 즐겨보자.

○●○ 성공을 축하하고 조금씩 나아가기

정기적으로 시간을 내어 자신의 성취를 인정하고 감사하는 것도 매우 중요하다. 이것은 아무리 작은 성과라도 중요하게 여기며, 자신이 이룬 일들에 대해 자부심을 갖는 것을 의미한다. 자신의 성취를 인정하는 행위는 우리에게 동기 부여를 제공하며, 자신의 능력에 대한 자신감을 증진시킨다. 이 과정에서 우리는 개인적인 성장과 발전을 느끼며, 앞으로 나아갈 힘을 얻는다.

이러한 자기 인정과 감사의 시간을 갖는 것은 긍정적인 강화의 한 형태이다. 우리 자신에게 소소한 보상이나 즐거움을 주는 것은 스스로를 격려하고, 자기 가치를 높이는 방법이다. 이것은 좋아하는 음식을 사 먹는 것이 될 수도 있고, 취미 활동을 즐기는 것, 혹은 여행이나 휴가와 같은 더 큰 경험일 수도 있다. 이러한 작은 행위들은 우리의 일상에 긍정적인 에너지를 불어넣고, 우리가 일상의 도전과 업무에 지치지 않도록 도와준다. 자신에게 시간을 할애하고 자신의 노력을 인정함으로써, 우리는 더욱 건강하고 만족스러운 삶을 살아갈 수 있다.

긍정적인 경험과 성취를 일기에 기록하는 것은 감사하는 태도를 길러내는 훌륭한 방법이다. 이러한 습관은 우리가 겪는 일상 속의 좋은 순간들에 초점을 맞추도록 도와주며, 인생에 대한 긍정적인 시각을 강화한다. 일기를 통해 매일의 소소한 성공이나 즐거운 순간들을 기록하면, 그것들이 우리 삶의 중요한 부분임을 깨닫게 된다. 이 과정은 우리의 정신적 웰빙에 긍정적인 영향을 미친다.

더 활기차고 만족스러운 삶으로 가는 길

보다 활기차고 만족스러운 삶을 향한 여정은 나의 가치관을 이해하고, 현실적인 목표를 설정하며, 변화를 수용하는 것에서 시작된다.

이는 건강한 생활습관을 기르는 것 외에도 남과 비교하지 않고, 나자신과 긍정적인 관계를 형성하며, 마음챙김 연습으로 스트레스 관리를 하는 것이 시작이다. 또 발전과 성공을 축하하고 감사하는 태도를 기르며, 도전에 직면했을 때 적응력을 유지하는 것이 필요하다.

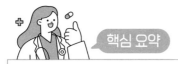

① 남과 비교하지 않고 나에게 집중하기
② 변화와 혁신을 수용하고 성장 마인드 장착하기
③ 현실적인 목표를 설정하고 세분화하기
④ 신체적, 정신적, 정서적 웰빙을 증진하는 건강한 습관 개발하기
⑤ 서로를 지지하는 사람들과 긍정적인 관계 형성하기
⑥ 마음챙김과 스트레스 관리 기술 연습하기
⑦ 목표 지향성을 유지하면서 진행 상황과 성공 축하하기

최적의 건강과 성과를 향한 여정을 진행하면서 자기 계발에 계속 관심을 두는 것이 중요하다. 또 가족이나 친구와 관계를 잘 유지하는 것이 도전과 변화를 보다 효과적으로 헤쳐 나가는 데 도움이 된다.

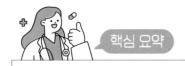

① 시간, 에너지, 정신 건강을 보호하기 위해 자기 관리의 우선순위를 정하고 경계 설정하기

② 독서, 워크숍 참석, 멘토링 구하기 등 다양한 방법을 통해 평생 학습과 자기 계발에 힘쓰기

③ 친구, 가족, 멘토로 구성된 강력한 지원 네트워크를 유지하기

④ 신체적 건강을 관리하기 위해 정기적으로 건강검진하기

⑤ 정신적 건강을 모니터링하고 필요시 전문가의 도움받기

⑥ 자기 연민을 실천하고 긍정적인 자아상을 키우기

⑦ 집중력과 동기를 유지하기 위해 목표를 지속적으로 재평가하고 구체화하기

보다 활기차고 만족스러운 삶을 향한 여정은 자기 인식, 헌신, 회복 탄력성이 필요한 지속적인 과정이다. 변화를 수용하고 현실적인 목표를 설정하며 자기 관리와 성장에 우선순위를 두면 최적의 건강과 성과를 지원하는 탄력적이고 적응력 있는 사고방식을 키울 수 있다. 이 여정은 평생의 모험이며 인내심과 헌신, 자기 연민을 통해 균형 잡히고 성취감 있고 보람찬 삶을 만들 수 있다는 점을 기억하자.

Foreign Copyright:
Joonwon Lee
Address: 3F, 127, Yanghwa-ro, Mapo-gu, Seoul, Republic of Korea
          3rd Floor
Telephone: 82-2-3142-4151, 82-10-4624-6629
E-mail: jwlee@cyber.co.kr

일상에서 나를 가꾸는 역노화 실천법

내 몸 *Reverse Ageing* 리셋

2024. 8. 19. 초판 1쇄 인쇄
2024. 8. 28. 초판 1쇄 발행

지은이 | 이경실
펴낸이 | 최한숙
펴낸곳 | BM 성안북스
주소 | 04032 서울시 마포구 양화로 127 첨단빌딩 3층(출판기획 R&D 센터)
        10881 경기도 파주시 문발로 112 파주 출판 문화도시(제작 및 물류)
전화 | 02) 3142-0036
        031) 950-6378
팩스 | 031) 955-0808
등록 | 1978. 9. 18. 제406-1978-000001호
출판사 홈페이지 | www.cyber.co.kr
이메일 문의 | smkim@cyber.co.kr
ISBN | 978-89-7067-442-1 (13590)
정가 | 16,800원

이 책을 만든 사람들
책임 · 기획 · 진행 | 김상민
교정 · 교열 | 인우리
표지 디자인 | 디박스
본문 디자인 | 양×호랭 DESIGN
홍보 | 김계향, 임진성, 김주승, 최정민
국제부 | 이선민, 조혜란
마케팅 | 구본철, 차정욱, 오영일, 나진호, 강호묵
마케팅 지원 | 장상범
제작 | 김유석

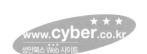

▫ 도서 A/S 안내

성안당에서 발행하는 모든 도서는 저자와 출판사, 그리고 독자가 함께 만들어 나갑니다.
좋은 책을 펴내기 위해 많은 노력을 기울이고 있습니다. 혹시라도 내용상의 오류나 오탈자 등이 발견되면 "좋은 책은 나라의 보배"로서 우리 모두가 함께 만들어 간다는 마음으로 연락주시기 바랍니다. 수정 보완하여 더 나은 책이 되도록 최선을 다하겠습니다.
성안당은 늘 독자 여러분들의 소중한 의견을 기다리고 있습니다. 좋은 의견을 보내주시는 분께는 성안당 쇼핑몰의 포인트(3,000포인트)를 적립해 드립니다.
잘못 만들어진 책이나 부록 등이 파손된 경우에는 교환해 드립니다.